増補版

看護を語ることの意味

“ナラティブ”に生きて

川嶋みどり 著

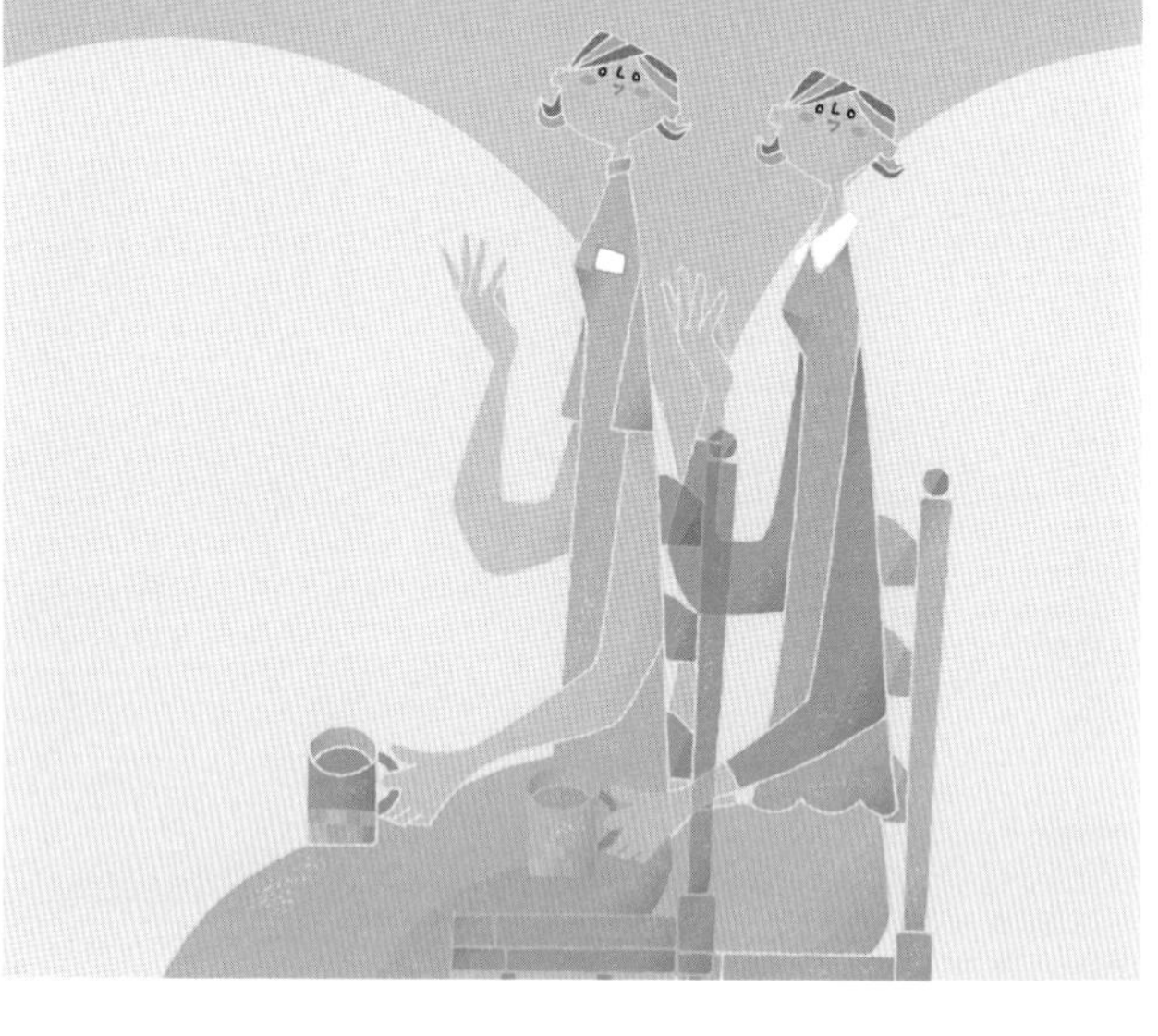

看護の科学新社

五十年ともに生き　私の仕事を誰よりも理解した亡き夫　威に

まえがき

「すごく忙しくって大変!」と言いながらも、「今日、こんな患者さんにこのようなケアをしたら……」と楽しそうに語る若い看護師がいる日もあれば、悔いを残した経験を語る看護師の話にみんなで深刻になった日もありました。東京看護学セミナーを結成し、施設背景も経験も職位も異なる看護師たちが、毎月一回集まって共同学習を始めた頃のことです。あれから四〇年たちますが、あの頃から一人の看護体験を自分だけのものにせず、看護界全体のものにしていこうとの問題意識が既に芽生えていたようです。

ナラティブなどという言葉を未だ知らない頃でしたが、毎回誰かのナラティブを聞き、自分の経験と重ねながら個々の胸に看護のあれこれを刻みつけていたのでした。その頃から私たちは、「わかりやすい言葉で語る」をモットーにしてきました。書く場合でも、一人よがりな難しい文章になるのを極力戒め、自分の言葉で書こうと努力をしてきたと思います。看護についての知識の大半は、書物や文献等から学んだというよりも、こうした看護師らの語りから学んだことが圧倒的に多かったことを実感しています。

日々のありふれた体験と思われるようなことのなかに、看護の本質に触れるような貴重な事柄が隠れていることを、これまで幾度発見したことでしょう。語っている本人が気づかないような場合でも、誰かが「もしかしたらそれは……」と、その経験を意味あるものにしていくこともありました。それゆえに、語る人の言葉に耳を澄ませて聴き、そのなかに潜む真実を掬いとる感性を磨く必要も感じてきたのでした。

看護現場がナラティブの宝庫であることは確かなのに、現在の職場環境は、看護を語る場や機会がないほど過密であると言います。効率性を重んじた結果なのでしょうか。エビデンスに基づく看護実践の重要性が叫ばれ、そのための研究も進んでいますが、臨床看護の視点から言えば、まず、日々行なっている看護実践を語ることから始まるといってもよいと思います。実践の語りに潜む仮説を引き出す醍醐味を味わって見てほしいと思うのです。

そこで、看護を語ることの意味について、学会等で話したり雑誌に書いたりしたものを集めてみました。集めてみると、私の看護人生は看護を語り続けてきたことを改めて思った次第です。そこで、「〝ナラティブ〟に生きて」というサブテーマが生まれました。各章が独立していますので、どこから読んでいただいてもかまいません。複数の箇所に同じ事例が用いられていますが、いずれも、私のこれまでの看護を考える上で典型となる事例ですのでどうぞお許しください。なお、看護婦と看護師の用語もその時代の呼称のまま用いました。

目次

第二章　生活行動援助の価値づけを　53

第四章　これからの看護　193

カバー・表紙デザイン　本間　公俊
表紙イラスト　櫻田　耕司
本文扉絵　川嶋みどり

第一章　看護ナラティブの蓄積と技術化への道

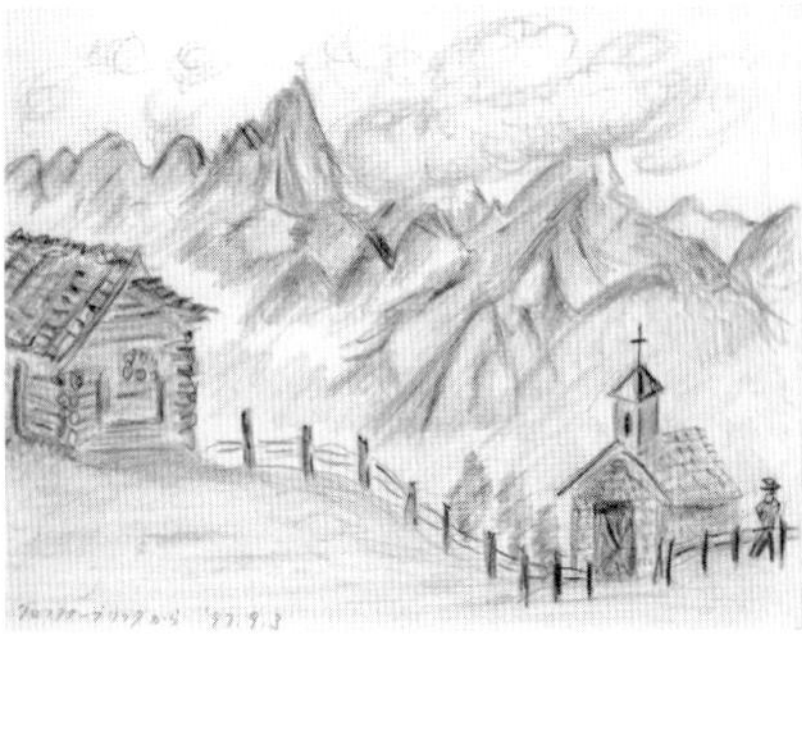

一　心に残った場面・人・実践を語る意味

はじめに

片言の単語を覚えはじめた子どもが初めて物語をしたときを再現してみましょう。「アナいっぱいあった。アナ、アナ、アナ！」と大声で叫ぶように語る子どもの指している先には、春の花々が咲き乱れていました。アナとは花だったのです。この初めての物語に、母親である私は子どもを抱き上げ頰ずりしながら「そう！　お花がいっぱいね。きれいね」と。こうして美しい花の咲くさまをともに見ながら、それまで母から子への一方通行であったコミュニケーションが、子ども自身が語った初めての物語を媒介にして双方に交流し、親子の対話と経験の共有ができた日のことを思い出します。こうした場面はいちいち意識しているわけではなく、日常性のなかにとけ込んでいつしか忘れられていくのが普通かもしれません。でも多くの人々は、こうした幼い頃の成長の物語を、たとえそれが系統的ではなくても父母や祖父母の口を通じて幾度となく聞いて育ってきたのではないでしょうか。「あなたが生まれたときはね……」「あれは小学校に上がる年だった……」「その頃わが家ではねえ……」と。また、童話の読み聞かせや昔話の語りを繰り返し繰り返し聞きながら、自分自身がその物語の主人公と同化した体験は誰しもあることでしょう。

昨今、医療や看護の世界で急浮上してきた「ナラティブ」は、バイオメディカルな方法論だけでは対応できない側面を持つ医療の反省から、あるいは、科学的検証を補う意味から生まれた考え方であり方法論です。ナラティブとは「思考、意図、できごとの解釈、行動とアウトカムの時系列的記述を含む患者ケア事例の詳細な記述」(1)と定義されています。このナラティブアプローチは、当初主として精神・心理療法の場面で応用してきた方法ですが、これを医学の領域でも注目し始めたことの背景には、高度医療技術の進歩の過程で、ますます距離を隔てざるを得ない患者と医療者のあいだをつなごうとの思いに由来していると思われます。

これまでにも、病歴とりという行為を通じて、患者自身に病気や苦痛を語っていただく場面はありました。「優れた病歴とりの過程で患者の苦痛や不能にからむ不安を分け持ち共有することにより、語り終えた患者の当初の不安は軽くなっている」(2)と、かつて中川は述べました。しかしいわゆる既往歴聴取は、医療者の筋書きによる一定の枠組みによってつくられた項目を埋める情報収集作業であったことも否めません。これに対して、今、しきりに言われているナラティブは、語る人の個別に応じた物語を通じて、自身の「病い」に意味を見出すことを通じて、癒しや治療に役立てようとするものです。その場合、そこに必要なのは、その物語を聞く治療者としての聞き手の存在とそのありようでしょう。

すなわち、人間がそれぞれ自分の物語を生きているという前提のもとに、病む人がどのような体験をしているかを理解し、またよりよいコミュニケーションを保ち発展させるために、患者と医療者のあいだをつなぐ架け橋として「物語」を位置づけているのです。

ここで取り上げるナラティブは、そうした治療としてのそれではなく、看護師らが臨床での自らの経験をストーリーとして語ることを意味しています。この経験を語ることを通じて、これまで誰もがその必要性を認めながら困難であった臨床経験の言語化を図り、技術化につなげようというのです。

その場合、個々の看護師が自己の経験を語りさえすればそれでよしとするのではなく、これを集め蓄積し看護技術の構築に役立てる方向を目ざすのです。これまでの看護の歩みのなかで、いくつかの概念や方式が、あっという間に拡がり、やがて熱が醒めてしまうといった看護界の習癖を見てきましたので、このナラティブについても、そうした上すべりな流行現象にならないよう戒めながら、お話をしてみようと思います。

ナラティブを語ることの意味

近代看護がはじまって百年以上を経て、看護における高等教育の推進による看護系大学の新・増設が進み、名実ともに専門職志向の機運も条件も整えられつつあることはご承知の通りです。このような状況下で、実践に基づく確かな看護理論構築のために、個々の看護師らが日々の実践過程で印象に残った場面や人についてのストーリーを語る意味は決して小さくはないと思います。なぜならそのナラティブを注意深く聞けば、そこにはある学説に通じる看護学研究への仮説を抽出できることも少なくないからです。

とりわけ臨床においては、ナラティブを語る職場文化を形成することが、看護の質の向上に通じることを共有しておきたいと思います。なぜなら、第一に、一人の看護師が語る一つのナラティブは、確かに一回限りのものであっても、そこから引き出された教訓は、自己の他の看護場面に適用できるだけではなく、他の看護師も用いることができるからです。第二に、語ることを通じて、潜在化されていた問題意識が顕在化し、実践的知識を生み出すと同時に、すでにある理論との共通性や差異が明らかとなります。第三に経験を語る文化のなかで、経験の未熟な看護師らも、自らの経験を流さず注意深く洞察する習慣や、他人の経験から学ぶ姿勢を身につけることができると思われるからです。

なお、看護教育の場におけるナラティブの活用にも目を向けなければならないでしょう。新鮮でナイーブな学生らの感性と知的好奇心を刺激し看護の魅力を伝える上で、教師自身のナラティブはもちろん、エキスパートのすぐれた看護ナラティブを伝えることは実に有用であると思うからです。

また、学生自身が自分の実習を通じて経験した事象を語る場合、どのような能力を育成すべきか、つまりナラティブを語る前提としての能力があると思います。もちろん科学的な思考のプロセスもすごく大事ですけれども、映画的な手法、つまり時間が一時ストップしたり、あるいはずっと流していったりといったような、そして目で見る映像を通して皆が理解できる、ビジュアルな映像を通して見ることができるのですけれど、このビジュアルな映像を耳から聞こえてわかるような表現のしかたといったようなことも、これからは考えていかなければならないと思うのですが、そういった能力を育成することが、非常に優れて教育的な課題だと思います。

実践の言語化――経験を語り追体験する

さて、人間の生活諸行動、あるいは精神・心理面のよりよい変化をめざして働きかける看護実践は、まだ科学の法則に基づいて説明のできるものはごくわずかにすぎません。その根拠の多くは経験知に負うところが多いといってもよいでしょう。ところがその経験知も、個々の看護師らが表出しない限り埋没してしまうことは当然であります。患者の求めに応じた看護実践を提供できるエキスパートのわざそれ自体は、きわめてレベルの高いものですが、実践は、すべて言葉によって表わすことのできるものばかりではありません。言語化できないゆえにその個人のわざにとどまっているのです。実践における技能とはこのようなわざの側面をいいます。学問としての看護学が医学よりかなり遅れをとったのは、実践のスタート時点では、同じ根から発生したと思われるのに、この非言語的な要素についての言語化が遅れたからという見方もできましょう。

そこで、私は、この三〇数年来、目的を共有してともに学習する看護職者らとともに、看護の技術化をめざして実践を言語化しようということを提案してきました。そして、自らもこれを意識的に行なってきたつもりです。

具体的には、日々の業務上ルーチン化されている看護記録を、言語化のもっとも基本に位置づけ、そこから事例検討に発展させてきました。また、書物を読む学習と並行して、自分の実践から学ぶスタンスを堅持しながら、毎日の看護実践のなかで出会った事象、感動した場面や、患者さんの言葉などを意識化する試みを通じて看護の面白さを共有してきました。つまり、「こんな看護の体験をした」「こんな思いを聞いて！」という無数の語りを通じて学んできたのです。集まった看護師らが自由に語った物語のなかには、今日の看護実践に役立つものも少なくなく、看護研究へのヒントになり、仮説となって発展してきたものも多くあります。

このように「経験を語る」ということは、自分の知覚を投入して得たことを言葉によって追体験をすることです。その場合、その経験をただやみくもに語ればいいというものではなくて、その背景を語ると同時に、再現性、すなわち同じような場面、同じような人、同じような看護事象、そういった状況のなかで、もう一度同じようなことが起こりうる。つまりそういったことを積み重ねていく上で普遍化できるということが言えます。こうして身についた個人レベルの技能を技術化できれば、これは知識として看護界全体が共有できます。こうして技術化されたものはさらに新たな技能を生み出していくわけです。

一方、ナラティブというのは、語ることに意味があるのであって、その語りを分析したり解釈しないほうがよいという説もあります。しかし私はやはり看護学の構築ということを考えるとき、語りっぱなしにせず、その語りをどのような仮説あるいは研究につないでいくかということも大切ではないかと思うのです。

ハワード・ブロディは、物語というのは誰でも持っていて、「橋を架ける働きを持つ」(3)と書いていています。聞き手は、語り手の意図を想像しながら聞くわけですが、聞いていると思っていることについてのお話を、自分で作り上げているというのです。ほんとうに、わくわくするようなナラティブだと思います。

整理いたしますと、看護師が自らの経験を語ること、すなわち臨床経験の言語化を図ることによって、語り手自身が、自分で語りながら、「あ、こんなことがあったんだ」ということを再発見し、それが聞き手の学びにも通じて、そのストーリーの考察を通して概念化が図られ、そこからいろいろな法則性が仮説になって検証され、技術化されていくのです。

その検証のプロセスは、看護における事例検討、事例研究です。

ベナーは、「看護のエキスパート性を育成するためには、実践における経験的な学習が必要である」[4]として、「臨床家が経験したストーリーを体系的に集め考察することによって、新しい知識・技能を発見することにつながる」[4]と述べています。そして「思考、意図、出来事の解釈、行動とアウトカムの時系列的記述を含む患者ケア事例の詳細な記述、これが看護ナラティブである」[4]と定義しております。

こうした経験の語りとは、看護の世界では古くからあった手法です。Narrative-Based Nursingという方法は、看護学の構築という意識の起きる前から諸先輩によって行なわれてきたことであります。ただそれが組織的に行なわれてこなかったために、経験は散発的であり、圧倒的に多くの経験知は沈下したままになってきたことを、歴史的な教訓にしておきたいと思います。看護理論も未発達で、教科書もない時代、こうした先輩たちの語りがどれだけ役に立ったか計り知れません。そこに流れる看護の真髄は、現代にも通じるものがあり、年を重ねても決して古びてはいないと思います。

先輩のナラティブから生まれた「きっかけ食」(5)

五〇年も前のことですが、学生時代に聞いたS婦長さんのナラティブを紹介しましょう。

「終戦後何もないときに、毎日やせ衰えていく患者さんを気の毒に思い、あるナースが休み時間に構内の庭を方々探して、ヨメナ、ツクシ、スギナなどを摘んでまいりました。何か作りたいと二人で相談して、ヨメナはおひたし、ツクシとスギナは軽い味の佃煮にして、『さあ春が訪れました、これを食べて元気を出してください』と申し上げ、食膳に付けてみましたら、患者さんがとても喜んでくださって、『とてもおいしい』と。今までほんの一口やっとでしたのに、小さいお茶碗ではありましたけど一膳きれいに食べ、それがきっかけで、少しずつ喜んで召し上がっていただけるようになりました」。

そのころの病棟では、ナースが配膳室で調理もしていましたし、当時の医療が患者さんの自然治癒力に目を向けた方法が中心であったからこそ、現代とは忙しさの質を異にし、庭に摘み草に行くというようなゆとりもあったのでしょう。この物語から得られた教訓を、私たちはその後、がん末期や衰弱の激しいために食欲のない場合に、食欲をひき出すきっかけとなる食物を探し出すことが有用ではないかと考え、その個有の食物を「きっかけ食」と名づけて、一つの技術として言語化しました。

たとえば、高熱や高齢で唾液の分泌が減少し、食欲のない患者さんの口内を潤そうと、一かけの氷が溶けたのを一口ごくんと飲んだのがきっかけになってマスカットを食べられたとか、故郷の老母の手作りの梅の甘煮がきっかけで、がん末期の食欲不振を和らげたとかです。

つまり、「食べてみようかな」との思いにつながる演出は非常に有効だということです。こうした先輩たちの語りを単なる自慢話や思い出話として聞き流すのではなく、そのなかに潜む法則性を意識化することで、看護職者全体が共有しうる技術に発展していく可能性があるということを、聞き手の私たちが意識する必要があると思います。

人生のできごとの場の共有

次に、私の若い時代のクリニカル・ナラティブを一つだけご紹介したいと思います。

「キタロウ君は、激しい頭痛と吐き気で苦しみ、言葉を失っていました。半年前、上腕

骨骨折で入院したときのキタロウ君は、潮焼けした真っ黒な肌をした少年でした。島の産物や食べ物の話をする彼の目は輝いていて、断崖絶壁をよじ登り黒潮の海に飛び込む話はスリリングでした。私は彼の言葉から、まだ見ぬ島を想像していました。そのキタロウ君が再入院したとき、全身衰弱し、激しい頭痛と激しい嘔吐、そしてまったく言葉を失っていました。

その頃は、在院日数の制限はありませんでしたから、前回入院時のキタロウ君は、きちんと骨折が治ってギプスが取れるまで病院にいました。だんだん病棟のなかに慣れて、ナースのお手伝いまでしてくれる、気の利く少年だったのですが、その子が、今、一言もしゃべらず苦しむのを見ていて、私たちはそばにいるだけでも辛い思いをしていました。あのひょうきんな腕白少年を取り戻させたいなと、ナースたちは願いながらケアをしました。そんなある日、私は車いすにキタロウ君を乗せて散歩に出かけました。キタロウ君の言葉を取り戻すキーワードは海。なんとか彼の言葉を取り戻そうと思って、ありったけの、知っている海の歌を歌いました。『海は広いな大きいな、月がのぼるし日が沈む』とか、『われは海の子』『あした浜辺をさまよえば』『かもめの水兵さん』とか、もうありったけの海の歌を歌いまくりました。そうしましたら、小さなつぶやきの声が聞こえました。『ん、何て言った?』と私。『ウイ、ウイ』ってキタロウ君。『海?』と聞いたら、大きくうなずいたんです。思わず、『声が出たじゃない、しゃべれたじゃない!』って、前に回って抱

きしめました。キタロウ君の大きな目から、涙がぽろぽろっと流れてきました。私も涙が出ました。そしたらキタロウ君、上向いて、『アハハハハ』って笑うんです声出して」。

実は、このキタロウ君のナラティブが、その後の認知症の方へのアプローチに活かされていることに気づいたのはごく最近のことでした。それは、「その人の生い立ちや、生活や文化のなかの心地よいキーワードが意識回復のヒントになる」という仮説、つまり、その個人にとって楽しく印象深い出来事や、風景や人、食物などを通して人生の出来事の場の共有を図るということが、意識回復や見当識レベルをアップするうえでのヒントになるということです。

仮説は、日々の看護師たちの実践体験を通して生まれたといってもよいものの、今にして思えば、キタロウ君との出会いがその根本にあったのだと。骨折で初回入院したとき、キタロウ君は、あの黒潮のなかにザブンと飛び込んで泳いで、真っ黒に日焼けして、「海ってすごいんだよ」っていう話をたくさんしてくれました。四方を海に囲まれた絶壁の島の風物も生き生きと語ってくれました。

九年間の人生のなかでさえ、彼には強烈なそういった自分の場というか、体験があったわけです。これが将来の認知症の研究にまで発展していくということは、やっぱり最初のクリニカル・ナラティブがいかに大切かということを教えているのではないでしょうか。

研究の仮説だけではありません。やはり臨床の現場にいる者としては、こういった人間の可能性への信頼とか、私にとっては、卒業して五〇有余年、ナースであり続けることのできた根拠は、「看護大好き」。その源泉にこうしたキタロウ君たちとの経験が役に立っているということを、特に臨床の皆さんには伝えたいと思うのです。これからナースになろうとする学生の皆さんにも、若いからとか、未熟だからだめじゃなくて、臨地実習その他で、ほんとうに心に残る場面、出来事、人、そういったものをしっかり実習のレポートに書いておいてほしい。そしてそれを何年かたってから、「私のナラティブはね」「思い出に残るナラティブはこうよ」ということを話してほしいと思います。

腰背部温罨法は患者経験のナラティブから

「腰背部温罨法」が腸蠕動を促し、便秘のケアや排ガス促進に有用であることは、この三〇年来かなり臨床に広まっていると思います。そして、それはなぜ有用なのかという研究も少しずつ重ねられてきています。そのルーツともいえるのが、国分アイのナラティブです。これは一九七二年の「看護学雑誌」に、当時のセミナーの記録として残っていて、これが東京看護学セミナーの会員らの技術化への問題意識につながったことは事実です。その経験知を実証するために、日本看護技術学会の前身である看護技術研究会で、「その根拠を探ろう」ということで菱沼典子さんを中心に生理学的な検証が始まったわけです。

国分アイのナラティブ

国分婦長が胃切除後第一日目の朝のことを思い出して語った

「一晩中同じ姿勢で寝ていたための苦痛がまずあって、傷の痛みは動いてもせきをしてもひどく痛むの。そのうえ、全神経を集中して、傷をかばうために、筋肉の疲労も大きく、背中が痛くて、汗でラバーシーツも濡れて、寝巻きもしわができてつらかったのよ。そんなとき、友人のＪ（という婦長さんでした）がさっとベッドサイドに来て、手早く体位変換をしながら、熱い蒸しタオルを背中全体に当て、その上をバスタオルで覆って、手の平でタオルを背中に密着させるのです。

思わず、『ああ、いい気持ち。これこそまさに看護だ』って思ったその友人は、もともと口数が少ないのですが彼女の思いが、熱いタオルを介して伝わってきました。そして、『退院したら私も術後の、患者さんにして差し上げよう』（国分さんは当時外科病棟の婦長でした）と思った。腸までぐるぐるっと動くのですから」と話されたのです。その「腸までぐるぐるっと動く」という話と、「熱い蒸しタオルを背中全体に当てる」ということが、私たちが知りたかったことの、たくさんのヒントになるわけです。こうして、一つの看護技術

「腰背部温罨法」が科学的検証を経ながら、信頼性の高い技術に発展し、やがて知識として教科書にも記載されるようになります。まさに、臨床の経験知の重みを感じないわけにはいきません。

経験を語る場合に大事なことは、聞き手が胸を打つ、同じ場面を共有できる、そしてほうふつとその場面が目に浮かぶといった語りが大事だと思います。相手に伝わる、わかる言葉で語らなければ、皆感動しないんですよね。鶴見俊輔が「日常の言葉を使って書いたり話したりすることのできなくなった人は、はっきり考える力そのものを失う」と言い、「私たちにとって、はっきりした意味を作る言葉は、小さいときから毎日使い慣れてきたものに限られているからである」といわれています。

看護も、遅ればせながら学問としての道を歩みはじめたことは喜ぶべきでしょうが、ともすると人が読んでもわからない文章を書いたり話したりしていないでしょうか。難しい文章を書くほうがむしろ高度な理論である、とはき違えている人たちが少なからずいることを大変憂います。

看護が人々の生活のなかから生まれた専門職であるとすれば、人々に伝わる言葉で話し、書くということをもっと大切にしたいと思います。そして、そうした文章を読み学ばなければならないと思います。たとえば武田百合子の『富士日記』（中公文庫〔改版〕、一九九七）。それから正岡子規の『病牀六尺』（岩波文庫〔改版〕、一九八四）とか、『仰臥漫録』（岩波文庫〔改版〕、一九八九）など。そうした、わかりやすい表現方法というのは、これからナラティブを進めていくうえでは、どうしても学ばなければならない課題であると思います。

看護ナラティブを語るためには、豊富な日々の多様な実践を目的意識的に行なうことが必須です。つまり、優れたナラティブの背景には、それを語る看護師の生きざまが反映しているといってもよいでしょう。ですから、誰もが「私の看護ナラティブ」を競って発表できるような条件を整えることができれば、職場の活性化にも役立つでしょう。これからの課題は、系統的な看護ナラティブの記述と蓄積、さらにはこれを技術化や看護理論の構築につなぐ組織的な方策の検討が必要であろうと思います。

技術化に通じる看護ナラティブの蓄積のために、看護を語り、書き、そして事例にまとめます。そして事例を構成する変数別に、客観的法則性、この場合、経験則をいいますが、これを明らかにしていくのです。この経験則を仮説にして、エビデンスを明らかにする研究につなげます。一方、事例を組織的に蓄積し、一定の視点からカテゴライズします。以上を体系的に再分類することにより、実践から生まれた看護技術の集大成が図れると思います。

引用・参考文献

（1）照林社編集部編：エキスパートになるためのキャリア開発、六頁、照林社、二〇〇三．
（2）中川米造：医学的認識の探究、医学図書出版社、一九七五．
（3）ハワード・ブロディ、舘野之男・榎本勝之訳：医の倫理 医師・看護師・患者のためのケース・スタディ、東京大学出版会、一九八五．
（4）パトリシア・ベナー編著、早野真佐子訳：エキスパートナースとの対話―ベナー看護論・ナラティブス・看護倫理、照林社、二〇〇四．
（5）川島みどり編：看護技術の安楽性、六三頁、メヂカルフレンド社、一九七九．

二　患者とともに創る看護ナラティブ

――経験を流さず注意深く洞察する

はじめに

患者にとって入院の日々は、物語の連続であるといってもよいのではないでしょうか。その物語は、それぞれの家庭背景や人間関係、病名や病状告知への思いから予後への不安、医療スタッフとのやりとりなどなど、その人の人生ドラマ上、印象的な一幕となるかも知れません。そのなかの看護師は、物語を紡ぐどのような役回りを担っているのでしょうか。

看護師にとっての看護の日々は、一刻も静止することのない状況下で、五感をフル稼働させながら、直面する個々の問題に対処していかなければならないのですが、昨今の看護職場に共通な目まぐるしさと緊張の連続は、うっかりすると感動する心さえ鈍麻にしかねません。患者にとってはかなりインパクトの大きい出来事すら、看護師にとっては日常茶飯のこととして顧みられぬまま埋没してしまうといったようなことがなければよいのですが。

一方、看護実践の科学的根拠を解明する機運も年毎に高まっています。永年のあいだ経験のみを手がかりに実践してきた職業の歴史から見て、こうした面での研鑽の必要は論をまたないでしょう。狭義の医療に伍して責任ある看護を提供するためには、その時々の最良のエビデンスに基づく実践を提供すべきだからです。しかし、その場合のエビデンスとは、科学的な実験に基づく実証を経たものだけをいうのでしょうか。

私は、そうは思いません。科学的には解明できなくても、百年余にわたる先輩諸姉の経験の蓄積や、目下進行中の個々の看護師の実践のなかから、「このような場合にはこうすればよい」とか「もしかしたらこれは〜ではないだろうか」といった、多くの看護師が共有できるものが豊富にあります。それらは科学的検証を経ずとも、期待するアウトカムに通じる場合が少なくないと思うからです。

ところが、そうした経験に基づく実践の語りが、これまであまりにも少なかったことも否めません。それは、看護師が、自らの実践を言語化して語ったり記述することに長けていなかったことも一因かもしれませんが、看護そのものへの価値づけの弱さもあったのではないでしょうか。

潜在的な経験を意識化する

医療の世界でナラティブが注目され始めたのは、解剖学や生理学などを通して、人間の身体の構造や機能は共通であるという見方に偏りがちであった、従来の医学の反省からきています。つまり、病気そのものに集中するあまり、病むその人の個別の悩みや不安が軽視されがちであったことへの反省です。一人の人間としての患者を尊重し、その個人の生きてきた物語を架け橋にして、医師・患者関係を従来とは違った形にしたいとの願いがそこにはあります。

看護の場合、医師と共通な基礎知識を踏まえつつ、患者の個別に価値をおいた見方が重視されてきました。とはいえ、病院の規則や慣習が先んじて、決して個別を尊重する実践が行なわれてきたとは言えません。言葉だけの先行といってもよい状態が続いてきたのではなかったでしょうか。そこで、いっそうナラティブへの関心が高まっているとも言えます。ナラティブアプローチは、これまで、患者自身が「病いの物語」を語ることを通して見出した意味を、癒しや治療に役立てようと、精神・心理療法の場面で応用されてきました。

ここでのナラティブは、そうしたセラピーとしての語りではなく、看護師自身の身体にとけ込んでいる潜在的な経験を、ストーリーとして語ることを通じて、意識の外に出し、顕在化していこうとするものです。このことが、臨床経験の言語化の第一歩であると思われるからです。

技術化を意図して語る集い

経験という切り口から看護実践を見ようとすれば、そしてその場面や出来事を複数の者が共有しようとする場合、臨場感のある語りが有効であることは、東京看護学セミナーでの学習を通して以前から実感していました。もう三〇年以上前のことになります。ハードな勤務を終え、保育所の子どもを引き取って後の保育を誰かに託し、夕食もそこそこに駆けつけての学習でしたから、会場にたどり着くまでは確かに気が重く、くじけそうなことも再三でした。

厳し過ぎるほどの職場環境、そこにまかり通る数々の不条理さへの憤懣、そして、時に達成感を伴った手応えある実践による感動などをないまぜたストレートな意見交換は、会場の制限時間を通告されるまで続くのが恒例でありました。

三交替、共働き元年とも言える時代に、あのような濃密で充実した学習がなぜ継続できたのでしょう。それは、一人の看護師の語る世界が、参加者全体の共感や共通体験と重なったからに他ならないと思うのです。「ちょっと聞いて！　今日、こんなことがあったの」と、問わず語りに始まり、いつの間にか大討論に発展することもめずらしくありませんでした。

だれ言うともなくこの会の不文律ともなっていた「主体的な参加」とは、「もし、私が出席しなかったら、この会はまったく異なった会になるだろう」という参加姿勢に通じましたし、「出席した以上一回は誰でも必ず発言する」という暗黙の約束は、人前で自分の意見を要約して話すことへのトレーニングにもなりました。経験を語ることを通じて、それまで曖昧であったことが明確になり、そのことをステップにして新たな問題意識が生まれたりもしました。

卒業年次も職場での役割も越えて、看護をよくしたい、実践を踏まえた看護学構築の可能性を探りたいという思いでそこに居合わせる看護師らは、優れた聴き手としても機能していたと思われます。当時まだ卒業したてであったAは「自分では、こんなこと話して笑われないかな？　と、恐る恐る話すと、『すごいじゃない！』って反応がかえってきて、よし、明日からももっと頑張るぞって力をもらえた気がした」と語っています。Hは「看護というのは実践でしょう？　机上の理論では役に立たない。セミナーにくると、ああこうやればできるんじゃないかというヒントが得られるの。で、現場の状態が非常に悪くても、じゃあそれを乗り越えてやってみようというファイトが出るし、少々頭が痛くても、くればすっ飛んじゃうって魅力があるのね」と語りました。

確かに、テーマのあるなしにかかわらず、現場の看護師らは語りに語り、これを聞いてまた新たな語りが生まれました。しかも、これは単なるお喋りではなく意図された語りでした。その意図とは看護実践の技術化であり、一九七〇年代当初からのセミナーの活動の中心にすえられていた課題でもありました。

看護実践の技術化とナラティブ

過去に経験した看護師の実践は豊富でしたが、そのほとんどは個々の看護師個人のものとして終わり、正しく伝承されてきたとは言えません。とりわけ、看護独自の領域における実践の技術化の遅れは著しいものです。その理由として、①人間の生活行動についての解明の遅れとともに、生活行動援助に対する看護師自身の価値づけの弱さ、②個別性を重視するあまり、個々のアプローチのすべてが同一ではないとして、普遍化（技術化）することへの躊躇があったこと、③技術よりも看護師の優しさや人間性に期待する人々の意識の影響などがあります。

加えて、あまりにも過密化した日々は、看護実践を振り返る余裕を持たせず、看護を取りまく職場環境自体が、技術化への意識をますます低める要因ともなってきました。

そのことが、看護師自身の説明を曖昧にし、多くの人々の看護への理解の遅れにも連動しています。しかし、どのような厳しい状況下であろうと、断片的な語りは無数にあり、これを意識的に発掘する課題も見過ごすわけにはいきません。

ターミナルの友と二人のナラティブ(1)

それは早春の午前中でした。ナースステーションの真向かいにある小さな個室に足音を忍ばせて入った私に背を向けて、彼女は点滴を受けていました。がん細胞は彼女の全身を侵し、眼窩は落ち込み口唇周囲は皮のヒダを寄せ集めたようでした。爪先に見られるチアノーゼは、文字通りの末期像を呈していました。

呆然と佇む私の気配に目を開き、かすかな笑みさえ浮かべて「きてくれたのね」と呟くように言った彼女。私は言葉もなく、彼女の骨ばかりの背中をさすりました。「ああ、楽だわねえ。いい気持ちだわねえ」。うっとり目を閉じながら「**私ね、入院して八か月間というもの、ずっと看護とは何かを考え続けてきたのよ。今は食事が一切口から入らないから、点滴で一日かかって生命の水をつぎ込んでもらっているんだわ。情けないねえ。でも、私の病気はきっと長期戦になると思うの。これから先、一年かかるか二年かかるかわからない。点滴である程度体力が回復して、食事が口から入るようになったら、私はこの入院**

体験を活かして、看護について何か書いてみようと思う。それまで待ってね」。

「私は、今は休んでいるけどやっぱり看護婦なんだわ。だから苦しくてもがまんしようと思うの。わがまま言ったら悪いと思う。みんなとてもよくしてくれるけど、いつもあなたは看護婦なんだからしっかりしなさいという。私は患者になりきれないのよ」。「この部屋の差額いくらだと思う？　一日九千円（当時）ですってさ。亭主の給料が何日間で飛ぶと思う？」

疲れるから少し黙ってという私の制止も聞かず、彼女はしゃべり続けました。私は、彼女の苦しみは、彼女が患者になりきれないところにあると思い、背をさすりながら言いました。「あなたが看護のことを一所懸命考えてくれるのは嬉しいけど、今のあなたが患者になりきることも、看護を高めることにつながるのよ」。

怪訝な顔をする彼女に「だって看護婦にとって最高の教師は患者さんなのよ。今もあなたは、私の背中のさすり方への注文があるでしょ。それを教えてください先生。ここは痛いですか。さすり方は強すぎませんか？」。彼女は頷き、「いいこと聞かせてくれた！　そうよ、私は看護婦のよい教師としての患者になるわ」と言い、「思ったことをそのまま表現したり、気づいたことを遠慮なく言うのよ」という私に向かって、「そうよ、そうよ」と頷くのでした。

その夜彼女は、最後の力を振り絞って六冊目のノートの最終ページに書きました。絶筆となったその言葉は、「……看護の先生は患者なんだからと旧友に励まされ、何れ元気になってからですが、この体験を活かして看護本来の姿はどうなければならないのかということを書いてみようと思います。私のからだはこれでナースと〝さよなら〟ですが、看護婦とは、こういう仕事をする人なのよということを、何れ退院してから、周囲の幼児にも語ろうと思います……疲れて」。

そしてその直後から昏睡状態となり、三日後の未明に亡くなりました。

患者とともに創る物語

看護師の免許証を手にしてから五〇余年、看護師として記憶に残るナラティブは無数にあります。今回は、看護師としての私が、よりいっそう看護への思いを新たにする動機づけともなった友人の死を通して看護を語ろうと思いました。ところが、物語の大半は、看護師としての私のナラティブというより、今まさに死に行く友の人生最後のナラティブであったことに気づかされました。

現代病のがんは、決して寿命とは言えない年齢での死を彼女にも与えてしまいましたが、八か月間の入院中の最後に近い一日の、ともに過ごしたひとときの間の彼女の語りは、その後、折に触れて看護を考える上で多くの示唆を与えてくれました。看護の物語は、看護の受け手である患者とともに創られていくのだとしみじみ思いました。

客観的に助かる見込みのない場合でも、彼女のように最後まで生きる望みを失わず、〝生き続けよう〟と願い続ける患者は決して少なくないのではないでしょうか。入院中から死の直前まで、「看護とは何？ 看護婦とは何をする人？」を問い続け、どうしても患者になりきれない背後に、彼女の頭で描く看護のイメージと期待が、実際に患者として受ける看護と大きくズレていたに違いありません。差額ベッドの負担を気にする彼女の言葉には、重症者にまで経済的不安を感じさせる医療制度への批判が込められています。

何よりも、「看護の最高の教師は患者」と、とっさに発した私の言葉への彼女の反応は、彼女と創ったナラティブが、彼女の抱き続けた看護への疑問を明らかにしたことを物語っています。同時にこの彼女の反応は、聞き手の感性が一つの言葉に生命を与えるものであることを示唆しているのではないでしょうか。

どう語り、どう聞くか

看護師らは、経験を通して自らの身体にインプットした情報を、自らの身体知とて自覚しつつも、それを言語化して自分以外の看護師らとの共有財産にしていく努力をすべきでしょう。しかし、経験を語るということは、そんなに容易なことではありません。まして、そこに居合わせなかった人にも、まるでそこに居合わせたかのように語るということは。

大江健三郎の『二百年の子供』のなかに、こんな記述があります。「あかりは小さい時から何につけても弟が自分より優れていると認めていた。あかりがそう言うので母は『人それぞれ』と励ましてくれた。母はこう言ったのだ。サクちゃん（弟）は、本で読んだことや実際にあったことを、良く覚えているのね。それも物語として覚えているから、面白く話すことができるんです。ところがアーちゃんは、絵として覚えているでしょう？　話そうとしても、すぐ口から出てこないのは、そのせいなのよ。時間がたってからあれはこうだったと絵に描いてこまかく教えてくれるじゃないの……『人それぞれ』」(2) と。（傍線は筆者）

かねてから私は、ナラティブをより効果的に語る方法として、映画的手法を用いるとよいと考えてきました。登場する人の姿・形をはじめ表情の変化や心の動きを含めて、話し手も、聞き手もパターンとして描きながら物語を創っていく。時間を行きつ戻りつさせながら映像化する。そうした語り方と聞き方のトレーニングをまず始めたいと思っていましたので、「人それぞれ」を受け入れながらも、それぞれの場面描写の方法の特徴を読みながら共感するところが多かったのです。

おわりに

始まったばかりのナラティブアプローチを、看護に応用して経験知を引き出そうとする試みについて、最近思うことを述べてきました。どのように語りどのように聞き、そこから何を学ぶか、身体にとけ込んだ経験を表出することが果たして可能かについては、これからの課題にしたいと思います。

参考文献

（1）東京看護学セミナー編：現代看護の成果と課題、二四七－二四八頁、メヂカルフレンド社、一九七八．

（2）大江健三郎：二百年の子供、二三頁、中央公論社、二〇〇三．

三　ナラティブを介護に生かそう

はじめに

人間が人間の世話をする価値については、残念ながら未だあまり評価されているとは言えません。しかし、人間が人間を世話することを職業にしている者なら誰でも、この仕事を通じて自らその価値を認め、社会的にも承認されたいと願っています。とりわけ、高齢社会の進展に伴って誕生した介護職者ではありますが、その教育体制も十分であるとは言えず、その仕事の本質について必ずしも正しく理解されているとは言えません。「介護は大変」「介護はシャドウワーク」と言った一種の先入観や偏見が、介護職への負のイメージを形成しているといってもよいでしょう。

そこで、介護を高齢社会に必須の社会的機能にしていくためには、介護そのものへの人々の認識を大きく変容させる必要があります。人々の知らない介護の喜び、介護という営みを通して、介護職者自身が成長する過程について、広く知らせる努力をすべきでしょう。

〝これが介護だ！〟という体験を語ることから

介護職者それぞれが、この仕事を始めるきっかけは、恐らくさまざまであったろうと思われます。それがどのようなものであれ、その仕事を選んだ以上、やはり仕事を愛したいと願うのは誰も共通だと思います。愛するためには、その仕事の意味をまず理解する必要があります。何と言っても対象が人間であり、しかも人生経験豊富な高齢者が圧倒的に多い。高齢や固定した障害によって、他人の世話を受けなければ、日々の生活が成り立たない人々の世話をすることが本務です。

家族関係一つ見ても、表面的には至極平和であっても、内面にはさまざまな葛藤があることもめずらしくありません。家族のなかでの、介護する者される者のあいだの関係も一様ではないでしょう。また、生活水準を左右するばかりか、日々の生活観に深く影響する経済的背景も、それぞれの家庭ごとにその違いは大きく、そうした状態をも含めて介護職者は、利用者が必要としている世話を行なうことになります。

それらの世話の価値づけを介護職者自身がまず認めなければ、人々に介護を理解して貰うことなどできないでしょう。そこで、自分にとっての介護の意味を探索する方法の一つとして、「これが介護だ！」ということを実感した喜びを、ナラティブにして語って見ることを推奨したいのです。

ナラティブとは何か

介護学という学問を成立させる場合に、看護学の歩みをある程度下敷きにすることは、参考になるでしょう。しかし、理論面でも実践面でも、看護と介護は大きくオーバーラップするにしても、介護は介護であって看護とは差異があると思います。従ってあくまでも、介護領域を専門に担当する人々によって、その理論化が図られる必要があります。

その意味で、私は介護のそばにいますが介護の専門家ではありません。しかし、看護も介護もその対象となる方々の自立の度合いに応じた世話をするという共通性があります。看護学が実践の学であるように、介護学も実践の学であると思うのです。実践の学ということは、その根拠を科学的に解明できるとは限らず、むしろ実践を積み重ねる過程で、経験を通して明らかになることが多いと思います。

そこで、看護界でも科学志向の研究の盛んな反面、経験を大切にし、そこから謙虚に学ぶべきではないかという考え方が、少しずつ広まりつつあります。ところがいくら経験を積んでも、その経験を言葉に表現しなければ誰にも伝わりません。ある状況に直面して経験的に反射的にうまく対応できたとして、その経験を後輩に伝えたいと思ったら、どうしてうまくいったのかについて、言葉で語ることが経験知のスタートとなります。

日下米国の優れた臨床家らが提唱するナラティブというのは、こうした問題意識から始まったといってよいでしょう。そして、米国ではこれを用いて、看護の基礎教育はもちろん、継続教育にも役立てようというのです。ナラティブとは「思考、意図、できごとの解釈、行動とアウトカムの時系列的記述を含む患者ケア事例の詳細な記述」(1)と定義されています。

このナラティブの手法を、介護の場面でも用いて、介護職者の経験知をつくってはどうかと思うのです。難しく考える必要はありません。介護職者が体験する日々のケアのなかでもとりわけ印象に残った場面や事柄を、ストーリーにして語るのです。語ることにより、自分でも見えなかったことが見えてきたり、その場に居合わせなかった者でも、その時何があったのかを知ることができます。

ただ、学べば学ぶほどに明らかになったことがあります。それは、現在米国の看護論者によって提唱され、わが国の看護界全体に広まりつつあるこの方法ですが、実は、昔から先輩たちによって経験の伝達法としてすでに行なわれていたということです。当時は、看護理論も未発達で教科書もない時代でしたから、こうした先輩たちの語りがどれだけ役に立ったか知れません。そこに流れる看護の真髄は、現代にも通じるものがあって、年を重ねても決して古びてはいないと思うのです。もう五〇年も前のことですが、臨床の場で私が直接教えを受けたS婦長さんのナラティブを紹介しましょう。

先輩たちの物語からの学び

なつかしい味

「長い航海中船内で赤痢に罹患し少し重症になりました時、また先年中毒症で入院の経験をした際も食欲が全くありませんでリンゲルの点滴静注をしばらく続けました。航海中やっと回復のきざしが見えて来まして、一番先に食べたいと思い出しましたのが鳥のだしでおいしく煮込みました絹そうめん。それを食べたいと申しましたところ、一緒に船に乗っておりました方が香港に寄港した時つくって食べさせて下さいました。ほんの少しではありますがとてもおいしいと思いました。それからだんだん食思も出て回復が目立ってよくなってきました。こんな具合に、かつて頂いた味を忘れず何かのときに思い出し食思亢進に役立つこともあります。[2]」

問わず語りに聞いたこのエピソードは、その後私たちが出会う食欲のない患者さんへの食欲を引き出すアプローチにとても役立ちました。つまり「食べ物を見るのもイヤ」「何も食べたくない」と、配膳した食事にまったく口をつけない方の場合でも、その方の過去の思い出のなかにある食べ物や「ふるさとの味」「おふくろの味」を探してそれを一口でも口にすることをきっかけにして食欲が出てくることがあるのでした。そこで私たちはこうした食事を「きっかけ食」と名づけました。

盛りつけの美しさで食欲を[3]

「悪性腫瘍で食欲がなく何か口から食べることができたらなあと色々考え、きれいでたっぷりした器に白髪大根を敷き、薔薇の若葉をあしらい、次に薄くて小形に切ったマグロのさしみで薔薇の花をつくり、おろし大根を添えて見ました。おかゆが主食の患者さんでしたが、『おお美味しい、食べるのが惜しいようだ』と、久方ぶりの笑顔で箸をつけ、ゆっくり味わいながら食べて下さいました。もちろん、このように心を砕き、丹精してつくりましても、病気そのものは回復しませんでしたが、でも限られた余生を幾分でも楽しんで頂ければ大変ありがたいことと思います」

見た目の美しさで「食べてみようかな」と思わせる食事の演出が見事です。たとえ、沢山食べられなくても、ここには、患者と看護する者との心の交流が存在しています。

二例とも偶然食事の場面でしたが、この時代、職業としての介護は未だ生まれていません。しかし、恐らくこれを読んで、「これは介護ではないのか」と思った方もいるでしょう。医療技術の高度化をはじめ分業化がすすむにつれて、看護も次第にその姿を変えた感じが強くあります。しかし、私の看護における食事援助へのこだわりは、この時代にこうした先輩らの、優れた看護実践の語りから得られたものだということを改めて実感します。そしてそれはさまざまな実践例に通じているのです。

あんこのお饅頭が大好きなKおばあちゃん

B看護師のナラティブを理解するためのKさんの背景

Kさんは、内科病棟に入院していました。脳卒中の後遺症で見当識レベルが低下し、周囲の状況をよく理解できず、皮膚がかさかさに乾いて痒みがあり、毎日大きな声でうめき声を上げげながら全身を爪で掻いていました。いわゆる寝たきり状態で、背部には大きな褥瘡もできていました。嚥下障害があって経管栄養のチューブが入っていて、尿失禁があり便意も訴えずおむつを当てていました。

B看護師のナラティブ

ある朝のことでした。私が経管栄養物を注入するために訪室すると、挿入されていたチューブが抜かれていて、そのチューブを歯のない口の中に入れてくちゃくちゃと噛む動作をしているKさんがいました。「あらあら駄目じゃない、チューブを抜いちゃって！」と私はそのチューブを取り上げようとしたのですが離してくれません。そこでそのままにして、代わりのチューブを取りにナースステーションに戻りました。でも、ふっと思ったのは、「Kさん、ひょっとしたら何か食べたいのではないか」ということでした。

そこで、嚥下できるかどうかも試してみようと再び訪室しました。スプーンに少量の白湯を入れて口にもって行くと、プーッと吹き出してしまい、スプーンを歯茎で噛むのです。やはり経口摂取は無理みたいと思いました。ところが、ステーションに戻ってそのことを話すと、「好きな物でもはき出すかしら」という看護師がいました。ちょうどその時、同居している息子夫人が面会に見えましたので、「Kさんの大好物って何ですか」と訊ねると、「おばあちゃんね、甘いものには目がないんですよ。あんこのお饅頭を美味しそうに頬張っていました」。

そこで私は一計を案じました。夫人にお饅頭を買ってきていただき、このお饅頭の食べ具合を見ながらおかゆを食べさせて見ようと思ったのです。そして成功しました。きれいに洗った指先にあんこをつけて、Kさんの口元に入れると、ぴちゃぴちゃと嘗めているのです。目を閉じてこれまで見たこともないような幸せそうな表情で。

どうやら嚥下障害もなく飲み込めそうなので、今度は、あんこと一緒に粥を一さじ入れますと、全然拒否せず吐きもせず飲み込んでしまいました。こうして、甘いものとセット

したKさんの食事援助が始まり、一月後には、配膳された食事を全量平らげることもめずらしくなくなりました。

いちばん驚いたことは、食事が食べられるようになったKさんとの、コミュニケーションがとれるようになったことでした。息子さんのことを〝兄じゃ〟と呼ぶKさん。「兄じゃはまだか」といいながら面会を待つようになり、尿意や便意を訴えることもできるようになりました。全身の栄養状態がよくなったせいか、背中のひどかった褥瘡もすっかり治って退院にこぎ着けたのでした。

ナラティブの聞き方、学び方

学ぶ前に、まず大切なことはその場面を共有することです。そこで何があったのか、誰がこのナラティブに登場するのか、ナラティブを語った人は何に感動し、何を伝えたかったのかなどです。これはナラティブを聞く人の立場からのものですが、裏返せば、ナラティブをどう語るかのヒントでもあるでしょう。つまり、聞き手にとって、その場面やできごとがよく理解できるように語る必要があります。聞き手は、想像力を働かせながら、そこに自分がいたかのように、話し手の思いに近づきながら聞くことが大切です。つまり、学ぶ前に、その物語を正しく理解することです。

Ｂ看護師の語りに戻って考えてみましょう。聞き手は、この物語のどこに感動するでしょうか。

私の場合、見当識レベルも低下してコミュニケーションのとれなかったKさんが、好物のお饅頭のあんこがきっかけとなって、お粥を食べ始め、一月の間にめざましい変化を見たことへの驚きがありました。もう少し遡って考えてみますと、抜いてしまった経管栄養のチューブを歯のない顎を動かしながら噛むようなしぐさを見て、「もしかしたら何か食べたいのではないか」と気づいたＢ看護師の観察力も素晴らしいと思ったのです。また、「好きなものなら食べられるんじゃない？」とアドバイスした看護師の言葉を率直に受け入れて、早速家族にアプローチしたことも良かったと思います。

この事例は、私にとっても印象的な事例として記憶に残っています。なぜなら、このなかには人間の生活行動援助を行なうに当たっての法則性が潜んでいると思われたからです。生活行動とは、生命を維持する日常的習慣的な営みであり、具体的には「息をする、食べる、トイレに行く、眠る、からだをきれいにする、身だしなみを整える、人々とコミュニケーションをはかる」など、物心つく頃から自分でできる行動を言い、病気や障害や高齢によって、それができなくなり、他人に手助けして貰わなければならなくなったとき、病気や障害以上に苦痛を伴うものであるといわれています。

Ｂ看護師のナラティブはそのような状況にある患者に対する援助の仕方について教えて

くれました。つまり、「食べられない」「便意・尿意がわからない」「コミュニケーションがとれない」患者の、生活行動の援助を行なうに当たって、ある一つの行動ができるようになれば、他の行動にも波及するということです。Kさんが口から食べられるようになってからの、めざましい変化がそれなのです。

おわりに

介護の仕事はハードです。しかし、人間相手のこの仕事は、常に感動と背中合わせであることも間違いありません。介護職者ならその経験年数の多少にかかわらず、日々の仕事のなかで、喜びを感じる場面やできごとに出会うでしょう。その喜びや感動を独り占めにせず、語ってみましょう。語る過程できっと自分でも気づいていなかった介護の真髄に触れることができるかも知れません。

引用・参考文献

（1）照林社編集部編：エキスパートになるためのキャリア開発、六頁、照林社、二〇〇三.
（2）川島みどり編：看護技術の安楽性、六三頁、メヂカルフレンド社、一九七九.
（3）前掲（2）に同じ.

第二章　生活行動援助の価値づけを

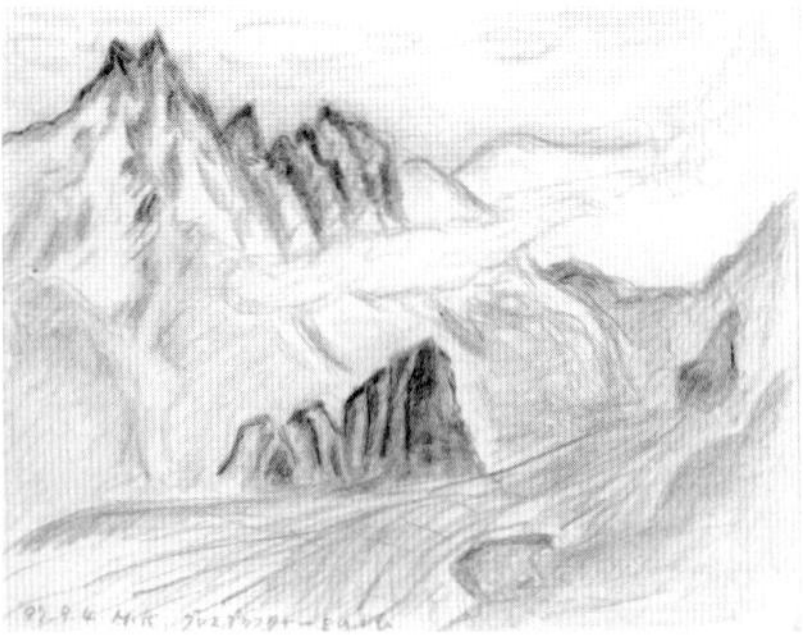

一　看護の真価の進化

太古の看護

〝看護の原点から未来を創造する〟ことは、現在のわが国の看護界における課題であり、看護界が総力で考えていくべきことです。看護は「人びとの暮らしと智恵から生まれた専門職」であり、そのことを歴史的に正しく評価することが、進化を目指す大前提です。

太古、私たちの祖先がどのように傷を手当てし、腹痛を癒したのかは、想像する外ありません。太陽で温まった石で腹を温めたり、川の水で冷やしたり、手で擦ったりしたのではないでしょうか。原始時代から、病む人・弱い人を看取るこのような行為があったからこそ、人類はいまこうして地球上に存在しているのです。

吉野せいの「私は百姓女」（一九六九）には、家族という形態が生まれる前、男たちが狩猟で不在のなか、老人や子どもたちを飢えさせないために女たちがどのように苦闘し、そのなかでどのような智恵が生まれたかが記されています。[1] 採取した木の実や草の実を大地に蒔き、待つことで数倍の収穫を得る智恵と収穫の喜び。太古の女性たちの子育ての本能と愛情が、植物を愛育する努力となり、収穫の喜びを生み出したのです。この太古の女性たちの子育ての愛情と植物を愛育する努力の二つが、人間が本来兼ね備えているケアにつながるのではないでしょうか。

中世の家族ケアの経験知は、一二世紀のコンスタンチノープルの皇帝の娘であるアンナ・コムネナ王女が、皇帝を看病する母親を書いた記録（一一五五）からも読み取れます。宮廷医も多く存在したでしょうが、王妃自らがあれこれの工夫をこらす世話の様子から、現代に通じる看護技術の法則性さえ読み取れるのです。

「母、皇后は、毎晩皇帝の傍らで夜を明かしました。両腕でそのからだを支え、いくらかでも呼吸が楽であるように……からだの位置を変えるのに工夫をこらし、敷布団の具合をあれこれ整え……コップではなく、酒杯で水を飲ませせました。咽頭ばかりか、舌の奥の方にも炎症を起こしている父は、そうすれば何とか飲むことができました」[2]

この皇帝には、嚥下障害があったようでした。嚥下障害患者の経口摂取では、体位と一回量と角度が問題になるので皇后は、敷布団の具合を整えてポジショニングを行ない、酒杯で水を飲ませたのでした。つまり一回量を問題にしているわけで、そして、飲ませる角度により、流れる速度を調整しているのです。

大関和の記録から

わが国で看護教育が始まった明治初期の学校の一つ、桜井女学校（現在の女子学院）一期生である大関和の『実地看護法』（一九〇七）に「腎炎看護法」の章があります[3]。

そこには重症腎炎を患う一三歳の少女の事例があり、「食物は牛乳を多量に与えるを良とします」と記されています。その少女は、大関和が学校を卒業後初めて受け持った患者で、「全身蒼白色、浮腫著明漸く開眼する程度」で、「胸腹部膨満著しく腰部から足にかけて張り切れぬばかり。音声微かにして呼吸細数多少息迫あり。一二月一五日より付き添い、一月四日まで一滴の排尿なく、大便のみ五、六回」という状態でした。

医師の「牛乳を十分に与えよ」との指示で、大関和は嫌がる病人を説得して牛乳を飲ませ、清拭を拒む少女に全身清拭を行ないました。彼女は、清拭が腎機能の回復を促進すること、皮膚からの排泄の大切さを説明したことで、少女が拒まなくなったと書いています。

こうして、一月四日に排尿が一〇〇ミリリットルあり、その後徐々に尿量が増え、腹水も軽減し、二月二一日に退院できたのでした。大関和は、この少女を牛乳と清拭で治したと言いきっています。

看護される体験

私は戦後、日本赤十字女子専門学校に入学しました。先輩たちは、従軍経験を持つ、怖く厳しい看護師たちでした。しかし、その先輩看護師の師長が、患者さんのベッドサイドでは声も態度も変わり、「おみあし、おさすりいたしましょう」と言うが早いか、その手は掛布団のなかの患者さんの足に触れています。すると、苦しげな患者の顔が安らかになっていきます。私はその技に憧れ、ああいう風になりたいと思ったのでした。

竹内敏晴は〝母の手〟として、「少年の頃、急性中耳炎で身じろぎしても痛む耳。すうっと襖が開いて黒い影が入って来る。枕許に膝をつくと氷嚢を取りのけ、こめかみにじっとてのひらを当てて熱を計っている。……手は襟元へ伸びて来て汗で寝巻が濡れているか確かめる。ぐっしょりならばかいまきをはね、手早く寝巻をはぎとり、そっと寝返りさせて汗を拭く。寒くて震えが走るが動くことができない。乾いた布の感じにくるまれるまで、ただ母の手に身を任せている。痛くて苦しいままでの安らかさ」と書いています。(4)

看護は「苦痛の緩和」「安楽をはかる」と言うものの、苦痛を完全に取り除くことはできません。「痛いのだけれど楽になった」という状態がふつうでしょう。私は、竹内の「痛くて苦しいままでの安らかさ」という言葉が、この状態を言い表していると感動しました。ここには、「看護される体験」の原点がよく描かれており、看護が「人びとの暮らしと智恵から生まれた専門職」であることがよく理解できます。

このように、人びとの暮らしのなかから生まれた看護をもっともよく言い表しているのが「生命を維持・継続する日常的・習慣的ケア」という、フランスのマリー・コリエールの言葉です。つまり、ふだん何気なく習慣的に行なっていますが、それができなければ生命維持さえ困難になる、それが看護です。このような日々の家族の営みのなかから看護が生まれてきたことを、私たちは謙虚に認めなければいけません。

職業としての看護

職業としての看護の始まりというと通常、ナイチンゲールの名前があがります。しかし、トロント大学教授のシオバン・ネルソンは、「看護は最も古い女性の職業である。それは、一七世紀のフランスから始まった」と記し[5]、女性解放の一つに位置づけています。一七世紀フランスで女は家にいるべきとする家父長の支配から逃れて、公共の場で信仰にもとづいた活動をするなかで、職業としての看護が生まれたと彼女は言います。ナイチンゲールは、信仰に関係ない女性も看護の仕事に就けるように、学校を開き、看護を学問とすることで近代的な職業としての看護を成立させたのです。

わが国では、一八七四（明治七）年に医制が公布され、開業医制度が生まれました。明治維新後に職を失った武家の子女が、住み込みで開業医のもとで医業の手伝いをしたのが、日本の職業看護の始まりです。その後、桜井女学校、有志共立東京病院看護婦教育所（現在の東京慈恵会医科大学の前身）、京都の同志社看護婦養成所等が設立され、日本における近代看護教育がスタートしました。

自分や家族が患者になって感じた看護の危機

私は今年満八四歳で、看護師歴六四年です。学生に「先生はどうして、看護師を六〇年以上も続けてこられたの？」と聞かれると、「大変だから続けてきたのよ」と答えます。「大変だけど続けてきた」ではなく「大変だから続けてきた」のです。これではダメ、これではいけないと思いながらも、看護が大好きだから続けてきました。どんなに大変でつらいことでも、それを乗り越えたならば、患者の喜びがあり、乗り越えた喜びは他でもない私のものです。看護師で良かったという喜びを感じながら、私は今日まで仕事を続けてきました。

しかし、実際に自分や家族が患者になってみると、「看護は、これではダメだ。これは大変なことだ」と痛感します。

私は結婚後、五〇年間共働きでした。三交代・断続勤務で一週間ぶっ通しの夜勤、休憩場所もない過酷な勤務です。このような状況で、子育てをしながら共働きを五〇年継続できたのは、夫が看護を深く理解し協力してくれていたからです。彼は舌がんに罹り、最後は緩和ケア病棟で亡くなりました。

舌をとり、経口摂取できず、流動食を喉から流し込む生活です。その彼が病床で、筆談で訴えてきました。

「看護の本質は、生活行動の援助じゃなかったの?」「緩和ケアって、何もしないケアのこと?」

彼は、看護を妻の天職と信じ、看護に心から期待していました。しかし、妻の天職と信頼していた看護と、自分が受けている看護の間にズレがあることを強く感じながら夫は旅立ったのです。彼が最後に書いた乱れた鉛筆文字の「ありがとう」の言葉と、臨終のとき、最後に目を閉じた彼の両眼から流れた涙……。これまで「看護とは……」「いい看護とは……」と言い続けてきたにもかかわらず、現実の看護がそうではなかったことは、私にとって大変つらいことでした。私は、この体験をこれからのケアに活かさなければいけない、と思ったのです。

看護の危機のなかで

このような看護の状況は、日本だけではありません。ケアリングの大家であるジーン・ワトソンは、看護の存続に関する最近の問題として、「過去二五～五〇年ほどの間に、どこかで、看護は、その真髄から離れ、その存在理由や、社会に対する使命と約束を忘れてしまったかのように思える。つまり、どこかで、人の世話をするということ、看護するということは、ヒューマニティに、社会に、そして個々の人間に提供できる最も素晴らしい才能の一つであるということを、看護は忘れてしまったようだ。あたかも看護という仕事が、ヒューマニティをもってヒューマニティのために働くというほどの大きな仕事ではないとでも叫んでいるかのようだ」[6]と述べています。米国人であるワトソンも、ヒューマニティからほど遠いところにいってしまった現在の看護を〝看護の危機〟と感じているのです。つまり、これは日本のみならず、世界中の看護に共通する問題意識かも知れません。

いまの日本の看護現場は、患者の重症化・高齢化、在院日数短縮、リスクマネジメント、電子カルテ化が進むなか、絶対的な人員不足による過重・過密労働の慢性化等、次々に課題が出現し、赤信号が点滅する状況であるといえます。かつてない過密・高速回転の臨床現場は、病院ではなく、まるで機械化された工場です。工場化した病院で、患者は一体どうなっているのでしょうか。ここで、神戸の友人から届いた年賀状を紹介します。

「昨年、夜中に急に首が痛くなり動かせず、目も痛くなって、市の中央病院に行ったのですが、検査四種、薬五種、病院滞在期間七時間。その間、首のどこがどのように痛いのかの触診は指一本もなし。帰宅後、様子を見にきてくれた隣人が、気休めにと貼ってくれた湿布薬で、二日間で治癒。結局、病名もわからず、なんでしょうね。変な新年のご挨拶でごめんなさい」

看護とは異質の体験…

これが、現在の医療、外来診療の実態です。他の患者たちの声も紹介しましょう。[7] まずは、下半身麻痺でベッドから自力で移動できない患者の洗面場面です。「『夕の洗面です』と……蒸しタオルと吸い呑み一個、口腔膿盆一個持って看護師がくる。『うがいですか？ハイ』と言いながら、床頭台に置いて立ち去った。『ちょっと待って！　あんたら何のためにアナムネとってんの。患者のプライバシー侵害すれすれまで聞いたというのに。記録の空白埋めるため？　それとも先輩から叱られるから？（中略）家の者以外誰にも知られたくないこと話したんやでー。旅行に行っても他人には知られまいと、ひた隠しにしていた入れ歯のことまで話したんやでー。どんな気持ちで話したか、わかるか。（中略）使った歯ブラシ誰が洗うん。義歯は誰が洗うん。それ全部患者にさせるんやったら吸い呑み一杯の水で足りるか。あんたどこまで援助すること考えて準備してきたん？』」

十分に情報収集したはずなのに、動けない自分に吸呑み一杯の水を持ってきただけの看護師への怒りです。しかし、これは当然の怒りだと思います。

次に紹介するのは、エキスパート看護師として四三年間働いて、初めて入院したTさんの言葉。

「四三年間働いて、病気ってしたことがなかったから、手術を受けて、臥床して。お風呂にも入れず、頭も洗えず……ある日、看護師がきて、『清拭しましょう』。『やったー』と思ったが？？？　あんなの清拭ちゃうでー。一体なにしとんの」

彼女はこの体験を、「私が期待していた看護とは、異質の体験であった」と語って間もなく亡くなりました。

〝手を出さない〟看護？

米国のマーガレット・サンデロウスキーは、「かつて『道具の世界』で患者を観察していた看護師は、いまや『画面上の世界』で患者監視を行うことが多くなり、それは五感で

（脈拍を指で触診し、リズムと強度を診るなど）、あるいは感覚器増幅型道具（聴診器など）で直接患者情報を得るのとは全く異なっている。患者把握とは、器械がもたらしたテキストデータを判読し、結論を出し、それにもとづいて対処すること、また、患者をテクノロジーによる監視下に置くことを意味するようになった。この種の患者把握は、直接身体に触れる伝統的な看護とは非常に対照的な新しい種類の『手を出さない』看護をもたらした」[8]と記し、ＩＴ化が「手を出さない看護」をもたらしたとしています。私は「手を出さない看護」は、看護ではないと思います。サンデロウスキーは三〇年ほど前の米国看護の状況を書いたのですが、私は、いまの日本の看護の状況はまさにこの状況ではないかと危惧するのです。

医療の高度化の名のもとに…

ここで少し話題を変えてみましょう。現在、日本の看護職者は約一五〇万人、そのうち八〇％が病院・診療所で働く看護師です。約五万人の新入職者のうち、一万五、〇〇〇人が大卒。看護系大学は今年二五〇校近くになり、看護系の修士課程は一一九、博士課程は一五三あります。臨床現場には、専門看護師（ＣＮＳ）が一、〇〇〇人以上、認定看護師が一五、〇〇〇人以上働いています。

看護界の悲願であった看護教育の大学化は実現した一方で、看護は進化したでしょうか？　私には、そうは思えません。なぜなら、理論的な面では一定の進歩はあるにせよ、実践がそれに伴っていないと思われるからです。たとえば、患者の訴えよりもデータ重視の風潮があり、医療安全の名のもとに患者の尊厳を脅かしてはいないかと、私は懼《おそ》れています。

患者が息苦しさを訴えたときに、胸の聴診もせず、「どこが苦しいのか？」「どんな痛みなのか？」と聞くことなく、指先にサチュレーションモニターを挟んで「九七ですから大丈夫ですよ」と帰ってしまった看護師がいました。このようなことでは困るのです。リスクマネジメントが一応普及し、インシデント、アクシデントレポートの記載が義務づけられました。また、患者確認のためのリストバンドをはじめ、何もかもバーコードと照らす風潮が浸透しきって、看護特有の個別の全体像を見る目を曇らせています。本人確認のために一日何回も氏名を問い、バーコードチェックを行なっていますが、事故は減っていません。それは、患者を一人の人間として尊重してみておらず、記号化しているからです。まるでスーパーマーケットのレジに運ばれたカップヌードルや大根と同じ扱いの患者の人格無視のシステムです。コンピュータの指示だけのオーダーでＯＫ、顔も見ずに端末機に打ち込むということでは、看護とはいえません。画面上の選択肢で説明し、患者に触れなくなった看護師を見ていると、本当に看護の将来が危ぶまれます。この辺でしっかりと看護とは何かと考えてほしいのです。

予測不能な事態への危惧

現代技術史研究会『徹底検証―21世紀の全技術』（二〇一〇）に、技術の発展や開発のもたらした矛盾として「自然環境破壊の激化」をあげ、「酸性雨、熱帯雨林の減少や砂漠化、海洋の汚染、野生生物種の激減、など地球全体の環境破壊が深刻になっている。『地球温暖化』のみが問題なのではない。経済発展を口実に持ち込まれた『開発』は、人びとの伝統的な生活と文化を破壊し、世界の貧困と格差は拡大しつつある」「大量生産―過剰消費で豊かさを築いてきた先進国（中略）などが豊かな経済社会を目指して高度経済成長中である。このままでは近い将来にエネルギーや各種資源の枯渇に遭遇することは自明である」という文章がありました(9)。

私の目は「現代の技術進歩は、人間のコントロール能力をすでに越えているのかもしれない。核エネルギー技術、遺伝子操作技術、コンピュータ技術、などが人間と社会に与える影響は予測不能であり、想像を超えたおそろしい世界の到来を予感させる」という言葉に釘づけになり、この言葉から医療に思いを馳せました。体外受精や臓器移植等、人間のコントロール能力を超えたかもしれない医療はどこに進んでいくのか、予測不能な事態が起こるのではないか、そう考えたのです。

想像力と共感力

そして、二〇一一年三月、あの地震と大津波が起こり、人びとの命も、住まいも、暮らしも一瞬で流されてしまいました。さらに続く原発事故で、人びとが住み慣れた故郷を奪われ、目に見えぬ放射能に脅かされる事態になりました。

一階が流され、二階だけが残った家。流されてきた車、ランドセル、電子レンジや炬燵……。さまざまなものがグチャグチャになって〝瓦礫〟と呼ばれます。しかし、これは全て人びとの暮らしの証なのです。他愛ない喜びに笑い、些細なことに悲しみ……。そうしてさりげなく続けられてきた何千、何万という日常が、暮らしが一瞬にして無に帰しました。

その場に立ったとき、私は、一体何ができるのかと無力感に襲われました。しかし、気を取り直して思ったのは、想像力と共感力が大切であるということです。ここに住んでいた人はどんな方だったか、どんな家族関係があってどのように暮らしていたのかを思い、「この方たちと同じ苦しみ、恐怖からスタートしなければ何もできない」と思ったのです。

看護とは何か

被災地の復興は、ずいぶん進んだものの、破壊の跡を修復しすべて片づけるには、これから何十年かかるかわかりません。そうした大変な震災後の状況は、進歩しすぎた現在の医療に似通っています。リスクマネジメントに名を借りた患者の尊厳軽視、データ重視で患者に触れず、患者の訴えを聞かなくなった医師や看護師。高度医療の名のもとに機械化が進み、医療者の発想までも人間味を喪い機械的になり、効率化を優先し、省力化・経済性を重視する、そんな現在の医療が抱える問題は、原発事故と共通するものでしょう。

そのような医療状況のなかで、医師不足が社会問題化し、医師不足解消のために看護業務の拡大が言われるようになり、二〇〇九年には、特定看護師案が出ましたが、その後の検討会議での論議を経て、最終的には特定行為に係る看護師研修制度としてその法制化が進み、二〇一五年一〇月より実施されるといいます。

広辞苑には、「医療とは医術を用いて病気を治すこと」とあります。しかし、震災を契機にこれを改めなければならないという考え方が広まりました。つまり、治す医療から、自然の回復過程を整える医療、本人が治ることを手助けする医療に変えていくべきと言い、私も同感です。痛みを訴える患者に指一本触れることのない診療形態が普及し、それに対して患者は苦痛や不満を述べながらも半ばあきらめている状態があります。私は、今回の震災を契機に、機械化医療から人間的な医療に変革すべきだと考えます。

その変革のためには、医療人はもちろん、医療の受け手側の意識改革も当然必要でしょう。そのためには、「与薬や注射よりも、看護師のケアの方が病気は治る」ことをまず看護師自身が確信できるほどまでに実践をすることが求められます。

私は、先に大関和の清拭の話をしました。私の看護論のルーツも清拭にあります。私が卒後十日目に出会った九歳の少女への清拭が私の看護観の源です。安全性と安楽性の意味、生活行動援助の価値づけも全て、新人時代のその清拭の経験から得たものなのです。私は、その経験から、注射や食欲増進剤よりも、全身清拭の方が食欲を引き出すと信じています し、清拭がターミナルの患者の生きる力・回復する力をもたらすと断言できるのです。清拭がそのような力を持つことを、全ての看護師が言えるようになるためには、全ての看護師が清拭の効果を人びとに理解してもらえる実践をしていくことが必要なのです。

産業革命からＩＴ革命へ

ヒントは、一九世紀に書かれたフローレンス・ナイチンゲールの『看護覚え書』のなかにあります。一九世紀の英国は産業革命の時代、つまり、手作業から機械的工業に変わり、貧富の差が大きくなった時代です。英国のアンドレ・モロワが書いた『英国史』（一九三七）によると、この時代、中流階級以上の人が住むウェストエンドの平均寿命は五〇歳でしたが、貧しい人が住むイーストエンドの平均寿命は半分の二五歳でした。乳児死亡率も西と東では全然違います。汚い水、ぼろぼろの衣服。小さな部屋にぎゅうぎゅう詰めで寝て、腐りかかった玉ねぎの切れ端や酸っぱくなった牛乳しか買うことができない貧しい労働者たちの生活を見て、ナイチンゲールは、女性たちが家族の健康を守ることができるように意識を変えようと『看護覚え書』を書いたのです。

一九世紀が産業革命の時代なら、二一世紀はIT革命の時代です。二一世紀のいま、IT化のもとで、産業革命の時代と同様に貧富の差・格差が生じています。そこに、この震災が起きました。被災地の目に見えぬ放射能による水質汚染は、産業革命の時代の人たちの恐怖に勝る恐怖です。そこでどのように生活するかというときに、一九世紀のナイチンゲールに代わり、二一世紀の私たち看護師が、何を社会に提言できるかを、真剣に考えなければいけないと思うのです。

看護師が本当に行なわなければならないこと

先ほどの「看護業務の拡大」に話を戻しますと、今法制化されようとしている「看護師の業務拡大」は、保助看法で看護師に禁止されている医行為の一部を、特定の看護師が行なってもいいことにするものです。これだけ看護大学があるのに、まだ医師の傘下に入り、医師が行なうような医療をすることが、看護師の社会的地位を高めることになるのかと、私は問いたいのです。

看護師がいま、本当にしなければいけないのは、個体の自然治癒力を高める看護の役割の再認識ではないでしょうか。高度医療を否定するのではありません。しかし、患者の自然治癒力が高くなければ、どのような高度医療も効果がないと思うのです。手術も、看護師が患者の自然治癒力を高めた上で手術した方が、回復は早いでしょう。私は、看護技術には、医療技術と同じかそれ以上の効果があることの実践と実証をしていく必要があると言いたい。医療だけが病気を治すのではなく、看護には治る力を整えていく力があることは、看護師自らが実証しないと誰もわかってくれないのです。

ナイチンゲールは、「看護師は看護に専心すべきである」「看護師はどこまでも看護師であって、医師でもなければ、その助手でもない」「看護は自然が病人に働きかけるように、最善の状態に病人をおくことである。真の看護とは何であり、真の看護でないものは何であるかをはっきりさせること」と言っています。私は、これらの言葉が、看護業務の拡大という今日的問題への重要な示唆を示すものであり、「社会の期待に応える看護の専門性とは何か？」の答えであり、「看護業務の拡大、特定看護師はいいのか？　悪いのか？」

の答えであると思います。ナイチンゲールの言葉の意味を、いまの私たちの立場で考えてほしい。「看護であるものと看護でないものは何なのか?」「自然が病人に働きかけるように最善の状態に病人をおくこととはどういうことか?」を、全ての看護師に考えていただきたいのです。

看護師は生活行動援助を行なう責務を持つ

私は、生活行動援助の重要性をずっと訴え続けてきました。この生活行動の援助とは、病気や障害・年齢を問わず、人間として至極当然な営みを整え生命を維持する、習慣的・日常的ケアをさします。生活行動援助を理に叶った方法で行なうことで、人は人間らしさを表出でき、生活行動援助を個人の文化や習慣を尊重して行なうことで、人はその人らしさを表出できます。つまり、人間が人間らしく生き、その人らしさを尊重されて生きていく上で欠かせない諸々の営みを、支障なく継続できるようにすることで、保助看法の二大看護業務に位置づけられている療養上の世話と同じ意味です。保助看法に謳われているわけですから、看護師は法的に生活行動の援助を遂行する責務があります。

生活行動には、「息をする」「食べる」「身体をきれいにする」「トイレに行く」「眠る」といった直接生命に関係する営みと、「コミュニケーション」「学習」「趣味」などのような人間らしさを保つ上で欠かせない営みとがあります。これらの営みは個体レベルの営みであり、他人が代行できるものではありません。自分が行なって初めて満たされる営みであり、人に委《ゆだ》ねられないものです。

これに対して、洗濯・掃除・買い物といった、いわゆる家事は、ある程度は他人が代行できます。現在の介護と看護の大きな違いは、ここにあります。つまり、介護の専門性はどちらかといえば、家事援助であり、多くは代行が可能なのです。

看護の原点　TE-ARTE（て・あーて）

さて、看護の原点は、人権や安全・安楽をふまえて、その人固有の自然治癒力に働きかけることにあり、その究極の手法が、看護師の手を用いたケアであると思います。

脳生理科学者の時実は、無意識の手について「意識もさだかでない重篤な病人と、なんとかして心を通じさせたいと願うとき、私たちはしらずしらずのうちに行っている—病人の手を握りしめたり、腕や脚をさすったり」「肌のふれあいは、百万言を使うよりも、どんな視聴覚の方法よりも、より効果的に、お互いの心を一体化し、心の連帯を文句なしに作ってくれる」と記しています。(10) 私もその通りだと思います。私は「手　TE」の「アート　ART」にEの字をつけて、「TE-ARTE　てあーて」という造語をつくりました。「ＴＥ‐ＡＲＴＥ」の意味は、言語的・非言語的コミュニケーションを用いて、患者の苦悩や不快、不安を軽減することです。日本語の「触れる」という言葉には、直接触れるというだけではなく、心に触れるという触れ方も含まれます。言葉やしぐさ・振る舞い・眼差しの全てが、その人の心、琴線に触れるのです。

「触れる手」といっても、ただ触れさえすればいいものではありません。物理的な「触れる」でよければ、ロボットの手で十分ですが、これではダメなのです。「心をこめた手」「相手の思いに重ねる手」といった、多様な「触れる手」があります。触れられた人の思いをインタビューすると、触れる人の体温や思いを感じ取っています。「心を伝える手」は、最も意味あるコミュニケーションです。「心をこめて触れると、触れられた方は『触れる手』を通してさまざまなメッセージを受け取り、『共感されている』『支えられている』『励まされている』と感じる」[11]。意識がなくＩＣＵに入室している人に「手を触れる」ことで、心拍数が減ったり、血圧が下がったりする変化が起こります。手術や検査前に、心を込めてそっと「手を触れる」ことで、手術前・検査前の苦痛緩和や緊張軽減をはかることができます。「触れる」効果にはエビデンスがあります。肌を通して触れることにより増えたオキトシンが脳に行くことで、リラックス感をもたらすのです。だから、「手を触れる」ことを、もう一度見直してほしいと思います。

「手を触れる」こと

学生のなかには、初めての患者の前に行ったとき、緊張して言葉が見つからず、頭のなかが真っ白になった経験を持つことも少なくありません。まず脈をとり、続けて前腕外側のマッサージをして、手浴をしてみてください。患者の心を開くきっかけになると思います。ところが、この〝脈をとる〟という看護行為が、いま危機に瀕しています。

この間の震災では、自動血圧計がないために脈がとれない看護師が被災地にいたと聞いきました。看護師の身体ツールを用いる診断方法は、アセスメントの際に大変重要です。

ナイチンゲールは「三本の指があれば、患者の脈拍の性状から、この人は血圧が高いか低いか、あるいは、心疾患か肺疾患かまでわかる」と言っています。手を胸に触れると喘鳴を感じて「分泌物が溜まっている」ことがわかりますし、肌に触れれば「湿っている・乾いている」「熱い・冷たい」など、さまざまなことがわかります。「手を触れる」ことは看護の基本なのです。

ただし、「手を触れる」ことが看護の基本と言っても、初対面の患者の身体にいきなり手を触れるわけにはいきません。まず、脈をとらせていただき、それから脈をとった手を持ち替えて遠心的なマッサージをします。そうすると、どんなに気難しい患者も、心を開いてくださいます。あるいは、手浴です。洗面器にお湯を汲んで行き、石けんをつけて滑らせながら洗ってさしあげると、言語中枢が刺激されて口がほどけてきます。

人に手を洗ってもらうことは、自分で洗うよりも、ずっと気持ちがよいのです。脈をとる、手浴をする、どちらも「触れる」ことが基本です。看護師の身体は看護をする上での最高の道具になるのです。

優れた看護実践の共有

看護学は実践の学であると言われますが、日本の看護の草創期から現代にかけて、先輩たちが積み上げてきた実践を媒介にした科学以前の経験・観察データには、言語化されていないものが多くあります。優れた実践を意識的に行なうことは知につながる経験になり、意識的で再現性があって他の患者にも有用な実践になり、普遍化がはかれるのです。看護が優れた実践の学問となるための必須条件は、先人の優れた実践を技術化して共有することです。技術化するとは言語化することです。言語化し共有できるようになれば、個別の技の精錬も可能になります。私は、看護実践に求められる進化、新しい知を創出する進化の方向は、研究と事例の集積にあり、機械化する方向にはないと思います。

私は「Ｗｅｂ版看護実践事例集積センター」の代表でもあります。このセンターは、①

わが国の看護実践の構造を明らかにする、②個々の事例から経験知を抽出する、③カテゴライズをして経験法則化（客観的法則性を引き出す）し、これを仮説にしてエビデンス探索研究の柱にしていくことを目標に立ち上げました。つまり、過去の日本の看護師が行なった看護事例を収集・発掘し、一定の枠組みで分類・整理したなかから、看護の経験知・科学知を探ろうというものです。すでに一、〇〇〇件ほどを掲載しています。（www.kangojirei.jp/）

これからの看護の役割

これからの看護の役割を考えるための七つの問いです。

第一の問いは、「救命・延命の先の、新たにつくられたそれから先の『生』をフォローするのは誰か？」。命は救われても遷延性意識障害が続き、眠り続けている患者がいます。その方たちの「生」は誰がフォローするのか？

第二の問いは、「治癒困難な患者を誰が見るのか？」。医学の進歩、医療の進歩と言っても、治癒困難な患者も増加しています。これらの治癒困難な方たちをみるのは誰でしょうか？

第三の問いは、「緩和ケアにおける看護独自の機能は何か？」。現在の緩和ケア病棟は、ほとんどモルヒネ管理に終始しています。「苦痛の緩和をはかる看護」、つまり、身体的ツール（それ以外にはせいぜいお湯とか冷水とか使うくらい……）を用いながら、がん末期の患者さんの痛みや心の痛みを緩和する手立てを、看護はもっと研究していく必要があると思います。

第四の問いは、「介護職者との協働における看護の専門性は何か？」。看護と介護、それぞれの専門性を明らかにしていく必要があります。看護師、医師、介護職といった専門職が、それぞれの専門性を発揮して、一つのことを達成していくのがチーム医療です。

第五の問いは、「医原性疾患克服のために看護的治療の必要性があるのではないか？」。医原性疾患とは、薬の過剰投与や副作用などのことをさします。

第六の問いは、「障害者、高齢者、難病やがん患者たちのQOLは？」。

第七の問いは、「患者の自然治癒力を高める看護ケアの可能性と、費用効果は？」。

現在の看護は、看護師の頭数での診療報酬しか認められておらず、個々の看護は評価されません。患者にとっての看護の有益性が評価されない現在の診療報酬体系を、看護師のケアの価値が評価されるものにしていかない限り、看護の評価は上がっていかないでしょう。

ナイチンゲールの問いの真意

ナイチンゲールの『病院と患者』（一八八〇）のなかに、「われわれは病院において、はたして病院で患者をケアしているであろうか」という言葉があります。[12] 私は三〇年前、この言葉にショックを受けました。自分では「ケアしている」と自負していましたが、改めてそう問われたとき、自分は「はい、ケアをしています」と答えられるだろうかと思ったのです。

この問いへの確かな「イエス」こそが、人びとの信頼に応える看護につながると思います。全ての看護師が、「ええ、ケアしています」と言えるようにならなければいけないのです。

さらに、ナイチンゲールは、「病院は患者のために存在しているものであって、病院のために患者が存在しているわけではない」と言い、「病院看護の『新しいシステム』とは、いったい何のためにあるのだろうか」と問うています。先に述べた本人確認のようなリスクマネジメントなどは、まさに病院の新しいシステムですが、そのシステムが「誰のためのものか？」「何のためにあるのか？」と、もう一度問い直す必要があるのではないでしょうか。どれだけ医療が高度化しようと、看護師はナイチンゲールのこの問いの真意を忘れてはならないと思います。

いまこそ暮らしを整える看護を

いまだに記憶に新しい二〇一一年の東日本大震災と、引き続く原発事故は、日本中に本当に大きな衝撃を与えました。しかし、この大震災を、医療の概念を再考する機会だと考えてほしいと思います。私は被災地で、「壊れた医療施設を復旧する道よりも、新しい医療・看護の道を目指すべきではないか」と考え、提言してきました。何もなくなったからこそ、「治す医療から自然の回復過程を整えるケア中心の医療への可能性」「在宅を核とした生から死までの、地域完結型の医療・看護・介護の連携の可能性」を探っていけると思います。震災は不幸な出来事でありましたが、新しい医療・福祉の仕組みを考え、新たな看護の役割が誕生する契機になると、前向きに捉えたいのです。

こうして、ケア中心の医療の可能性を探り、高度医療ではなくケアをすることから看護を考えていくと、医行為に特化した能力は看護師には不要です。ケアをするのですから、医師の手先になる必要はありません。ケアの本質が問われているいまだからこそ、看護師は暮らしを整え、人間らしく生きることを整えていく必要があります。

被災地の仮設住宅で生活している人は大変です。寒く、狭い所で鼻をつきあわせる生活をしていると些細なことで苛立ちを覚えます。お酒で気を紛らせる人もいます。

看護が生命を維持する日常的・習慣的ケアであるとしたら、このような状況下でこそ、看護が主になって仮設住宅を訪問しながら、人びとの暮らしを整えていく必要があります。

脱原発をめぐってはさまざまな意見がありますが、脱原発となると電力の削減が必要です。高度の機械化医療は莫大な電力を消費することから考えても、省エネ病院の原動力としてのケアを再評価する必要があると思います。そして、その省エネ病院は、ケアがリードして実現すべきでしょう。

ケアがリードすると言いましたが、現在のシステムにある問題の一つは、ケアの担い手である看護と介護が、看護は医療、介護は福祉と分かれ、働く場も違うことです。私は、看護と介護は連携して、「生きる力」を整えていく必要があると考えています。看護と介護が連携していくためには、同僚として対等に、同じ目標に向かって働ける仕組みをつくっていく必要があります。

＊　＊　＊

原点は一つです。原点から「高度医療技術に寄り添う道」を選ぶか、「自然の回復過程を整える看護独自の技術を極める道」を選ぶかは、看護師が決めることです。

私は、ワンガリ・マータイさんが「ＭＯＴＴＡＩＮＡＩ」を世界に広めたように、「看護の復権に向かう」道として、看護を必要としている人の肌に手をあてることの大切さ、

「TE‐ARTE」の人間的な有用性を世界中に広めたいと思います。この数年来、来日研修されているアフリカの看護師たちにもこの「TE‐ARTE」の思想を語り、共感の手応えを感じています。この看護の原点にかえる大きな夢を、多くの看護師たちと共有したいと願っています。

引用・参考文献

（1）吉野せい：私は百姓女、洟をたらした神、吉野せい作品集、二一六‐二一八頁、彌生書房、一九七四．
（2）ルーシー・リジリ・セーマー、小玉香津子訳：看護の歴史、六九‐七〇頁、医学書院、一九七八．アンナ・コムネナが「アレクシアド」と題する父アレクシウス王の伝記を書いたが、その一一章に、父王の最後の床の様子を書いていて、たとえ王家であっても、病人の世話は妻や娘の手に委ねられた一二世紀頃の家庭看護事情が読みとれる（出典は、Alexias, bk. xv、一一章）．
（3）大関和：実地看護法（覆刻版）、医学書院、一九七四．
（4）竹内敏晴：癒える力、八四‐八五頁、晶文社、一九九九．
（5）シオバン・ネルソン、原田裕子訳：黙して、励め、日本看護協会出版会、二〇〇四．
（6）ジーン・ワトソン他、和泉也子監訳：看護の危機　人間を守るための戦略、三四頁、ライフサポート社、二〇〇八．
（7）吉田恵子・川嶋みどり：ベッドサイドからケアの質を問う——川嶋みどりコレクション、二三頁、看護の科学新社、二〇二二.
（8）マーガレット・サンデロウスキー、和泉成子：策略（Devices）と願望（Desires）—テクノロジーと看護のアイデンティティ、二四四頁、日本看護協会出版会、二〇〇四.
（9）現代技術史研究会編：徹底検証　21世紀の全技術、一一二頁、藤原書店、二〇一〇.
（10）時実利彦：人間であること、七六頁、岩波新書、一九七〇.
（11）山口創：愛撫・人の心に触れる力、一五二頁、NHKブックス、二〇〇八.
（12）フローレンス・ナイチンゲール、湯槇ます監訳：病院と患者（一八八〇）、ナイチンゲール著作集第二巻、六七頁、現代社、一九七四.

二　ナイチンゲールの看護観を臨床に活かす

はじめに

一九六八年、小玉香津子訳『看護覚え書』第一版一刷(1)を手にしたとき、それまでの十年間、心の奥底にインプットしたまま忘れかけていた幼い患者へのケアの意味に通じる記述に出会いました。以来、本書は私の折々の羅針盤となって今日に至っています。精練を重ね変化する訳語の推移はあるものの、私の心に刻まれているナイチンゲールの多くの言葉は、今でも、この小玉訳の初刷の『看護覚え書』です。それほど強烈に自分の実践例とリンクしてしまったといえるかも知れません。

その後、『ナイチンゲール著作集』に収載されている他の論文の行間からも多くの実践の根拠を見出してきました。それは何よりも、ナイチンゲールの論理の鋭さと確かさによるものであり、時経てなお、新しさを実感させるからに外なりません。また、彼女の言葉を教条的に受け止めて実践するというよりも、経験した事象を自分なりに分析し解釈した内容が、ナイチンゲールの言葉と重なる場合も少なくなく、看護の本質とは、時代や民族背景の相違を越えて存在するものであるとつくづく思うのです。

そこで、主として『看護覚え書』を中心に、彼女の思想と論理を現代臨床看護の心とわざに重ねながら、私自身これまでどう役立ててきたかを、思いつくままに振り返ってみたいと思います。文中の数字は特記していない限り『看護覚え書』（第四版一刷）の掲載頁です。

社会の期待に応える看護の専門性を考えるうえで

「看護婦は看護に専心すべきである（六九頁）」[2]。これほど現代の看護師への痛烈なメッセージはないと思います。しかしすでにこの思想は、わが国の組織的な看護教育草創期に伝えられています。ナイチンゲールの影響を受けた人々による「看護婦はどこまでも看護婦であって、医師でもなければ、その助手でもない」[3]と。

その教えがわが国の看護に定着しなかった歴史的理由はいくつかありますが、なかでも、看護師のもっとも身近なパートナーであるはずの医師との関係に加えて、わが国特有の医療制度上の諸要因が、いつしか看護師自身の仕事のありように影響してきています。看護業務における診療面での仕事の比重の高まりなど、その一例といえましょう。

一方、公的介護保険制度をきっかけに、社会の人々のケアへの関心はかつてなく高まっていながら、今ひとつ看護の専門性についての理解を困難にしていることにも目を向けなければなりません。「人々が看護婦を雇う目的は『看護』を受けるためでは《ない》。……彼らが欲しいのは労を厭わず働く人手（六八頁）」[4]との指摘を、現代の看護師らはきっぱりと否定できるでしょうか。社会的な期待と看護職者の思いのずれは看護師自ら認識する看護の価値への強さと、自らの実践内容とも関係しているように思われます。

ところで、一九四八年に公布された保健婦助産婦看護婦法には二大看護業務が記され、その文言は現在までほとんど変わることなく続いてきました。それが、規制緩和の時流にのって、その業務のいずれもが危機に瀕しています。今を生きる専門職としてこうした動きに対する態度を明らかにするためにも今一度初心に返って看護の価値を追認することを抜きにはできないと思うのです。

少女の身体清潔のケア[5]を通して看護の初心を

五〇年以上も看護職であり続けることなど、自分でも予想したことではありませんでした。今この地点に立ち、何がそこまで私を看護に引きつけたのかを思うと、どうしてもそこからスタートせざるをえないある強烈な印象を、まるで昨日のことのように思い出します。

　それは、一九五一年の春、私が職業人として小児病棟に配属され、まだ一人前には扱われなかったある日のことでした。一人の少女が私の受け持つ学童室に入院してきました。少女とはいえ、土気色の顔と痩せた四肢はまるで老婆のようであり、手足をすくめた姿勢は胎児のようでした。仰臥位を取ろうとしない理由は、ベッドに休ませ病衣に着替える援助の際にすぐ理解できました。背中の中央に大人のこぶし大もある赤紫色の腫瘍がいまにも自壊しそうに腫れていたのです。着替えを済ませた後も顔をしかめたまま、「いたいよー」「だるいよー」と、か細く呻くような声を出す少女。未熟な私は足がすくんで手が出せないまま、自問の末に考えたケアは全身清拭でした。全身から漂う悪臭は、もう何日も身体を洗ったり拭いたりしていないことを物語っていました。

　当時の学生実習は、三年間に約五千時間を超え、授業のあるなしにかかわらず全学年、毎朝病棟に出向いてモーニングケアを実施するのがふつうでしたから、新人の私でも全身清拭だけは自信がありました。ところが、その少女の脈拍は細小微弱頻数でリズム不整があり、いわゆる一般状態不良でした。私は方針を変更し、その日は足浴だけにとどめました。両手で掬うほどの垢が出ました。次の朝は膝から下だけ、その翌日は大腿部という風にして約一週間かけて彼女の全身を拭いていきました。その朝、少女は垢がすっかりとれてうっすらとピンク色になった頬に笑顔を浮かべ、小さな声で「看護婦さんおなかが空いた！」と言ったのです。入院以来食欲がまったくなく20％ブドウ糖20㎖の静脈内注射のみの栄養補給でしたから、私は配膳室に飛んで行き卵粥を作りました。ベッドサイドに持って行くと、「美味しい」と二口食べました。何よりも驚いたのは、あの微弱な脈拍が緊張良好でレギュラーになっていたことでした。こうして終末期の様相を呈していた少女がその後二か月余を同室の友人たちと九歳の少女らしく過ごすことができたのです。

いったい彼女の身体に何が起きたのでしょうか。その場でこの答えは引き出せませんでしたが、その潜在メモリを刺激して顕在化したのが、ほかならぬ前述の『看護覚え書』であったのです。そこには、「やすらぎとか安楽というものは、それまでそのひとの生命力を圧迫していたものがとり除かれて生命がふたたび生き生きと動き出した徴候（第一版一刷、一九六八－一〇八－一〇九頁）」[6]とありました。十年前あの少女の身体に起きた現象はこれであったのだ。手許の第四版一刷には「そのとき病人にもたらされたものは、たんなる解放感や安らぎだけではない、ということを忘れてはならない。事実、その解放感や安らぎは、生命力を圧迫していた何ものかが取り除かれて生命力が解《と》き放《はな》たれた、まさにその徴候《しるし》のひとつ（一四九－一五〇頁）」[7]とあります。

私は、あの少女の身に起きた事実から、清拭という技術を単に身体の清潔を図るだけではなく、そこには救命の要素があると気づき、看護独自の働きの奥深さを感じました。五〇年余を過ぎた今でも強烈に印象づけられているのも、私自身の実践の意味をあまりにも的確に裏づけた論理に照らされたゆえであったと思うのです。そして、その言葉を反芻しながら看護における安全と安楽の重要性と相互の関連について集団討議を重ねたこと[8]を思い出します。「看護における安全性と安楽性」の概念は、こうした一少女へのケアがもたらした変化を起点として生まれたと言ってもよいと。

安全性の論理とナイチンゲール

そこに誰もいないこと

四〇年前から看護事故の分析を行なってきた私は、その要因と防止策を考える過程で幾度となくナイチンゲールの論理と向き合いました。「不慮のできごとや事故、あるいはとくに自殺などの報告書や、また死に至った病歴などを調べてみると、あるひとが、それは女性である場合が多いのであるが、『そこに不在であった』がために起こった何事かに原因のすべてが帰するといった例が、信じられないほど多いものである（五九頁）」[9]。

これは、不在にした行為が十分に理由のある場合でもその不在を補うための対策を講じる管理の不在によって、生命までもが失われることを警告したものです。それにつけても一九七三年に起きたDちゃん抑制帯事件[10]への教訓に端を発して今日の看護過誤の背景を分析する際、いつも頭に浮かぶ言葉です。

気管支肺炎で入院したDちゃん（一歳五か月）は、入院後三日目の朝、抑制帯に首をかけたままベッドからずり落ちて呼吸停止し、あらゆる蘇生術も効なく死亡しました。受け持ちナースが食事に行き誰も不在の病室でのできごとでした。裁判では弁護側の証人によるライ（Reye）症候群という証言により、起訴されたインチャージナースは無罪となりました。小児の安静のために抑制することを誰も疑わない時代の事件でした。裁判の成り行きはともかくとして、そこに誰かが居さえすれば、恐らく事故にはつながらなかったという教訓は、現在、高齢者の看護上の事故要因となっている転倒・転落などにも通用するのではないでしょうか（注―このとき起訴されたナースの同級生らが事故分析を行なって、看護体制上の問題を指摘したほか、小児の抑制帯使用ならびに小児病棟管理についての提言をした）[11]。

単純ミスが大事故に

一九六九年四月、千葉大学付属病院で起きた採血ミス事件は、ＡＣＤ瓶使用による採血の際、ナースが吸引と噴霧を取り違えてゴム管を接続したため、健康な供血者の静脈内に空気が入って、四〇日後に供血者が死亡した事件でした。この事件の背景にも当時の看護体制上の問題が明らかですが、直接の要因は単純ミスともいえるものでありました。

まさに、試験航海中の船の爆発事故の事件と同質で、「その原因は、その船にはじめて試用された新式装置の欠陥によるものではなく、なんと、閉じてはならない栓《コック》がひとつ閉じられていたことによるものであった（六五頁）」[12]という、単純ミスではないでしょうか。

病気や死の背景

一九六〇年代の高度経済成長時代はさまざまな環境破壊を呼び、都市での大気汚染が健康被害をもたらしました。当時耳鼻咽喉科外来のナースであった私は、局所症状を訴えて来院する患者の全体像への接近こそ、外来看護における看護独自のアプローチであるとして、個々の患者の生活背景をできる限り聴取することに努めていました。

たとえば、色のついた濃厚な鼻汁を訴える少年の場合、医師は「副鼻腔炎の疑い─急性増悪」と診断し、レントゲン撮影やネブライザー等の指示と消炎酵素剤や抗生剤等の処方をするのが一般的でした。しかし、ナースとしての私の関心は、その少年の住む家が、排気ガス公害で悪名高い環状道路に面していることに向かざるを得ませんでした。同行した母親は「洗濯物が二〜三時間で真っ黒になる」と話していました。

これは、病気や不健康が個体そのものの要因よりもはるかに周辺の環境や生活状況にかかっていることへの観察、すなわち「救貧院の収容者名簿に、同じ姓が数世代にわたって見られることはよく知られている。つまり、その一族の人たちは何世代にもわたって、貧民を生み出すような状況のもとで生まれ育って……死も病気も同じ家族から、同じ住居から発生する。いいかえれば同じ生活状況のなかから生じる。その生活状況がどのようなものかを、なぜわれわれは観察しようとしないのであろうか（二〇〇頁）」[13]に通じ、プライマリヘルスケアの担当者としての外来看護の真髄を表わしているとさえ言えます。心身の不調を訴えて来院する患者に対して、的確な診断のもとに治療の方針を提示し、必要に応じて与薬や処置を行なえば事足れりとするのではなく、根本的な病因を明らかにして予防的なケアをすることこそ、外来ナースの役割であることは間違いありません。

安楽の条件としての変化の概念

安楽性とは極めて主観的な要素の濃い用語ですが、安全性とならんで看護技術の根底の概念にすべきであることは、看護界共通の理解になっています。そこで私は、具体的な臨床場面での安楽性をどのように考えるべきかということで、いくつかの仮説を提示してきましたが、その一つに「変化」の概念を挙げてきました[14]。

身体面でも、ある固定した状況を変化させることにより血流を改善して安楽を図ることは、体位変換の場面を見れば誰にも理解できるでしょう。仰臥位を長期間持続すれば、背部の圧迫感や血行障害によって苦痛を伴うばかりか褥瘡さえ生じることは看護的な常識でさえあります。そこで側臥位にすれば圧迫されていた部位が解かれ血流も改善、患者は「ああ楽になった」と表出するでしょう。それだけではなく、それまでの視野の変化をももたらすことになって、精神的な安楽も図れるというものです。

小さな窓の一片の雲のうごきでも

ナイチンゲールは、「病人というものは脚《あし》の骨折のときに他人の手を借りないかぎりほとんど脚を動かせないと同じように、外から変化が与えられないかぎり、自分で自分の気持ちを変えることがほとんどできない（九七頁）」[15]といいます。

単調な生活を余儀なくされている患者にとって、たとえ一片の雲の動きでも見えれば、それはその日の生活上の変化となって、闘病意欲を誘発することにさえなることを忘れていないでしょうか。

「意識はあるが、ほとんど傾眠状態であった心不全の夫人であった。カテーテルが挿入され、持続点滴のため終日臥床中であった。小さな窓がある病室ではあったが、その患者のベッドからは空を見ることはできなかった。〝空を見ますか〟とのナースの言葉にかすかに頷く患者。同僚のナースと二人でベッドを回転させた。患者の顔と同じ高さになるようにナースも顔を近づけて空を見た。患者の頬に涙が流れた。酸素を吸い続けるやつれた顔に微笑みが浮かんだ[16]」

臥位から座位になって

数年前のある日、武蔵野のおもかげの残る木立の奥にある老人病院を訪問しました。直立位に極めて近い座位保持による意識変化についての研究のためでした。「認知症」との診断を受けて仰臥していたその老夫人は、初対面の私の挨拶に対しても無表情なままで、座位を促すと沈黙したまま険しい表情で見つめるのみでした。そこで、一方の手で前腕を支え、脈拍を触知したもう一方の手をそのままマッサージに代えて、改めて自己紹介をしているうちに、少しずつ表情が和らいでいきました。そして、最初は拒否していた座位を受け入れて起きあがり、血圧測定をする私の話しかけに応じて問わず語りに幼い頃の思い出を話しはじめました。「私ね、一人っ子で婆ちゃんっ子だったんよ。人形などようけ買うてもろうた」と。姿勢の変化に伴う視界の変化と、老人との時間を共有しながら静かに話しかけたことへの確かな反応でした。その場を去る私に、「今日はとても楽しかった。ありがとう」と、張りのある声ではっきり挨拶をされ、見ていた者誰もが認知症の診断が誤りではなかったのかと思ったほどでした。

美しさが病人の心に及ぼす影響の探究

「美しい事物、物を変化させること、とりわけ色の輝くような美しさが病気の人におよぼす影響については、まったく評価されていない……病床に一束の野の花が届けられたときのこと、そしてそれ以来、回復への足どりがずっと速くなってきたこと（九三－九四頁）」[17]。

あまりにも高度化し機械化した医療環境は、小さな花に慰めを感じる思いやりの心を遠のけてしまったのでしょうか。昨今の病棟では切り花も鉢植えも一切禁止の病棟もめずらしくありません。これは感染防止とアレルギー防止のためであると聞きました。お金を出せば豪華なフラワーコーディネイトも入手できる時代です。しかし病者の気持ちをなだめ慰めをもたらす花はそんなに豪華なものを必要としません。あらゆる物資が欠乏し、病人の食事も満足に供することのできなかった頃、使用後の空アンプルやバイアル瓶に、道ばたの名も知れぬ小さな花を挿して枕辺に飾った頃の看護の初心。せめて、ナイチンゲールの次の言葉から現代の看護師として、どのようなエビデンス探索研究が可能かを考えてはどうでしょう。今日の臨床看護で忘れている大切な何かを取り戻すために。

「この効果はたんに気分的なものにすぎないと、人びとは言う。しかし、けっしてそんなものではない。効果はまさに身体《からだ》にもおよぶのである。どういう経路で物の形状や色彩や明るさなどの影響が身体にまでおよぶのか、その作用機序は私たちにはほとんどわからない。しかし私たちは、現実にそれらが身体的効果をもつことを知っているのである」「患者の眼に映《うつ》る物がもっている形の変化や色の美しさ、それはまさに、患者に回復をもたらす現実的な手段なのである（九四頁）」[18]。

なぜ、そうした変化や色の美しさが患者に回復をもたらすのか。環境の変化による心地よさが心身に及ぼす影響について明らかにすることは、優れて看護的な研究といえましょう。恐らく自律神経系への影響を明らかにする生理学的なアプローチのほか、参加観察法やインタビューなどを用いて明らかにできるのではないでしょうか。

花の持ち込みが感染問題につながるのは、幾日も花瓶の水を換えないことによるものです。もし、一輪の花が患者の闘病意欲や姿勢に影響することがわかったら、感染防止やアレルギーを防ぐ手段とともに、根拠に根ざした看護実践をより豊かにできるのではないでしょうか。ナイチンゲールも述べています。「患者を……汚染した空気のなかに放置しながら、その一方、切花《きりばな》や鉢植えの持ちこみを、健康に害をおよぼすという理由で禁止するような看護婦がいる（九五頁）」[19]と。

身体が心に及ぼす影響を今一度

看護が身体的な問題にのみ集中するのではなく、心理面への洞察を深めなければならないことは当然であるとしても、これを強調し過ぎて身体面のサインを軽視したり見落として心理面の問題としてとらえて悔いを残した事例は少なくありません。また、受け持ち患者が心を開いてくれないのは、人間関係の成立がないゆえであるとは、未熟な学生や新人ばかりではなく、そうした指導が現実に行なわれていることにも目を向けざるをえません。

彼女もまた、「心が身体におよぼす影響については、多くの言葉が語られ……その指摘のほとんどは正しい。しかし私は、身体が心におよぼす影響について、もう一歩考え進んで欲しいと思う（九五頁）」[20]といい、行動の自由にならない人の心の奥について述べています。

私たちが音楽を媒介にしたケア――看護音楽療法をパーキンソン病患者のＱＯＬ向上を目ざして行なって十二年余、この病気特有の筋固縮や振戦をはじめ不随意運動などの身体面の苦痛緩和が図られました。その結果、一時的にでも気分を晴れやかにして生活への前向きな姿勢を生み出しています。プログラムの開始時に温かい湯に手を浸して指圧やマッサージをすることで、ともすれば重くなりがちな口が自然に開かれることを目の当たりにしてきました。優れた身体ケアが患者の心に及ぼす影響の例は数多くあり、身体面の安楽をもたらすケアの方法についてもっと真剣にとり組む必要を痛感しています。

末期患者の経口摂取欲求のエビデンス

輸液やＩＶＨ、また胃瘻造設の普及は、患者の経口摂取への働きかけを試みるナースらの意欲を疎外してしまったのでしょうか。しかし、経験あるナースなら、重症患者や衰弱の激しい患者が何かを一口食べたり飲むことができたことで、生き生きした表情を見せ、明日への生きる力につながるような経験を持っているはずです。闘病記などにも、「三時に妻が淹れてくれた紅茶がうまかった。生き返った思いだ」「見舞いのスープを一口飲んだ」といった記述があって、経口的に摂取できた食物への思いや、味わい飲み込むことのできた喜びの表出に多く出会います。

しかし、こうした事例は数多くあっても、そのスプーン一杯の何かを飲めたことが、生体内部の何をどう動かしたのかについては明らかではないまま、その患者の前向きな意欲に感動したり、奇跡的といった言葉でくくられてしまうことが多いのではないでしょうか。しかし、近年、副交感神経優位の状態が個体の免疫力を高めるという神経生理学領域での研究が進んでくると、これはどうやら根拠のある看護援助の一つであることを思わずにはいられません。

食事援助による看護延命

富沢は、がん末期の妻みえの状態を記述するなかで、「食物がのどを越さないといった状態は、嗜好や食品選択の弾性値が極小に近づいた状態にほかならない。この状態での患者はいかにも気まぐれで、わがままに見えるのであるが、患者側に立てば理に叶った反応ということになる……。妻はレスピレータによっておまけの生を三九時間も生きることができた。しかし、食事援助によって得られた延命期間は少なくとも週単位になろう」[21]と述べています。

事実、かなり末期になっても、「食べたくなくても食べなければ死んでしまうし、口から食べるから元気も出るのよ」といいつつ、夫やこどもたちの名前を唱えながら一粒ずつ、すし飯を口に入れて噛んでいたひたむきさを、私も目の当たりにしました。腹水、関節痛、喘ぎ呼吸など、誰の目にも明らかな末期状態のもとで、患者みえは、呼吸停止の寸前まで経口摂取を行なう努力をしていました。「家に帰って主婦や母の仕事に復帰しなければ」と言いつつ、米粒だけではなく牛乳までをも噛み続けていました。たった一口の何かが胃に入れば、その刺激で胃液が分泌され消化器が働く。とすれば、これを司る神経系は副交感神経ということになります。あの前向きな姿勢を生んだ根拠は、少量ずつの経口摂取であったといえないでしょうか。

ナイチンゲールの「三時間ごとに患者に茶わん一杯の食物を与えるよう指示を受けたが、患者の胃がそれを受けつけないようなばあいには、毎時間ごとに大さじ一杯ずつ与えてみるとよい。それもだめなら、十五分おきに茶さじ一杯ずつ与えて見ることである（一〇二頁）[22]」というのは、まさにこうした闘病意欲を動機づけ、自然治癒力すなわち免疫力を増進するうえでの貴重な示唆とも言えましょう。

エンシュアリキッドの注腸

重症の交通外傷などで脳死寸前になった生命を甦らすための脳低温療法が注目され、この新しい治療法に挑む医師・看護師らの感動的な記録(23)のなかに、前述の個体の免疫力の活性化についての実証的実践がありました。脳低温療法の過程で起きる感染症は、人の体温と同程度の温度に作用するように作られた抗生剤では期待する効果が得られないといい、免疫力低下を防ぐ方法として経腸栄養を導入したという記述です。要約すると、食べ物を口から入れられない重症意識障害患者は、多くの場合ＩＶＨによる栄養補給をしますが、これでは胃腸は働かず、腸の粘膜が弱って免疫力が低下します。そのためエンシュアリキッドを注腸することにより腸を働かせ、さらに免疫グロブリンを安定化する亜鉛を供給しようという二重の意味からこの経腸栄養を試み、感染症克服の道を開いたということです。

こうして考えてみますと、たとえ少量であっても、消化管経由の栄養補給の意味が明らかとなります。とりわけ経口摂取は、赤児の頃からの人間の営みです。人間が人間らしく生きていくことの条件としての経口摂取の意味を忘れてはならないと思います。そしてその食物がその人の食べ慣れた懐かしい食物であれば、なおいっそう、個別性を尊重した専門的な食事援助となります。経口摂取が駄目ならすぐに中心静脈栄養をと短絡的な発想をすることは、消化器が働くことを忘れ、免疫力低下に通じるとも言えるのではないでしょうか。

看護と観察

看護師が自身の五感をフル稼働して行なっていた観察という行為への関心は、その用語が廃れてきたのと並行して低下しているように思います。観察は、本来看護過程の入り口ですが、机上での看護過程の展開や看護診断とか情報収集という用語とひき換えに、看護師の観察力そのものも低下してきた感が強いのは、私だけでしょうか。

ある看護学校で「看護過程の展開」に苦しむ学生の姿を垣間見たことがありました。これを見て私は、情報収集の名のもとに、患者を身体各部に分断して、パーツごとの異常の有無を把握しようとしたり、生活行動をバラバラにして個々の営みごとに記録しようとするため、全体を統合してみる目を曇らせてしまうと思ったのです。病態把握にしても同様です。個々の内臓の状態について微視的に理解しようとして、極端な場合には毛細管や末梢神経の状態までをもアセスメントしようとするあまり、生命を脅かしているものは何か、今よい方向に向いているのか、それとも下り坂なのかが見えないのです。

結果として、昨今の医療事故の発生要因にも通じることは、これまでにも再三指摘してきました。すなわち、看護師の予期しない急変や死亡・事故事例を集め、その過程を分析したら、「何れの事例にも、看護婦の観察の誤りが見られ、そのことが次の看護過程要素につながっていき、結果として患者の病状の悪化や生命の危険、そして最悪の場合には死を招いた」[24]。

その観察の誤りとは、①見落とし、②見過ごし、③先入観の3要素に分類[25]されます。見落としとは、初心者、経験未熟な場合に行ないがちであり、場数を踏んで経験回数を増やすことによって防げます。見過ごしは、ベテランナースもしばしば陥る誤りで、患者の表出する心身のサインを把握しながら、軽視するか、意識せずにやり過ごしてしまうため、後で悔いを残す結果となります。先入観は誰でも陥りがちで、固定した考え方によって相手を決めつけたり、自分の善悪の判断をツールにして見がちなため、患者の本当の訴えを聞き逃し、見えるものを見えなくしてしまっているのです。

ナイチンゲールも、「看護婦の観察が欠けていたせいで起こった不幸な事故（遅かれ早かれ致命的となる事故）がいかに多いか……われわれが《観察》さえきちんとしているならば、少なくともいままでよりは正確に予測できるはずである（一八九‐一九〇頁）」[26]と観察によって患者の変化を予測しうると述べ、「予測していたにせよ予測すべきであったにせよ、この種の必然的で、明らかで、予想可能で、不可避の衰弱の進行について、その観察に失敗するようなことは絶対にあってはならない（一九〇頁）」[27]といっています。

観察の技術化への示唆

私たちは、患者の一般状態の観察という表現を用いつつ、その状態を推し量る手段としてT．P．Rの測定を行なってきました。なかでも脈拍は、看護師自身の指を患者の皮膚に当てて拍動数やそのリズム、緊張度などを観察するため、その性質については看護師自身の末梢の身体感覚を通じて把握するという、極めて主観的な要素の濃いものです。近年になって血圧測定や心電図モニターの普及があり、しだいにこの脈拍測定の価値も薄れてきました。

あえて価値というのはそれなりに理由があります。それは、患者の皮膚へのタッチを通して、器械や器具で測定する以上の患者の状態を、知ることができると思うからです。まず皮膚温を通じて体温の高低を把握でき、皮膚の乾燥や湿潤の度合いを知ることができます。これにより、体温測定の要否、水分出納の状態、電解質のアセスメントの必要、血圧測定の必要等を簡単にスクリーニングできるのです。

また、脈拍測定の場は、患者のごく近くにいて表情や顔色、呼吸の状態、元気の度合いなどを集中して観察することのできる場でもあります。患者に触れるのは看護師の指だけでありますから、よほどのことがないかぎり患者は脈拍を測定する看護師への緊張感をもつことはないでしょう。しかし、看護師は五感をフル稼働して状態把握をするのです。

ナイチンゲールは、その性状から特定の疾患や症状までをも予知できるとして、「はねあがるような」「はっきりした区別のない脈で、それもリボンのような感じではなく」「細い糸が空間の隙間を縫《ぬ》って走っているような」「びくびくと震《ふる》えるような」といったユニークな表現を用いています。そして、「看護婦がこれらのいろいろな脈の性質に精通していないで、どうして自分の仕事に自信をもつことができようか？　またどうして患者の危険や苦痛を救う存在でありえようか？（一九七頁）」[28]といっています。

器械に取り囲まれ、モニターの示す波形や値による裏づけがなければ、患者の状態を把握することができない看護師が増えているのではないでしょうか。データ過信ではなく患者その人の心身に起きている状態を、鋭敏な感受性によって察知できる能力は、今でも臨床場面では重要であると思うのです。

そこで、看護師の身体をツールにして把握した事象を、いつまでも「こんな感じ」にとどめず、先の脈拍の性状のように「このような場合」と言語化することによって、教育により多くの学生にも伝えられ、看護師らが共有できる技術になるのです。臨床での経験知の言語化への精力的な取り組みが求められています。

おわりに

　順序立てて考えてきたわけではありませんが、折にふれて活用してきたナイチンゲールの言葉を、今回改めて読み直し、数多くの新しい示唆を得ることができました。臨床での蓄積も膨大であれば、ナイチンゲールの言葉も奥深いものがあります。日々の実践の意味づけに当たってナイチンゲールの論理を適用する試みは、尽きることを知らない思いがします。個々の看護師らの誰もが願う質の高い看護を、スローガンとして掲げるのではなく、実践することを抜きにしては、成熟した専門職への道は遠いでしょう。日々の看護を振り返って、そこから引き出せる論理を引き出していくことの大切さを再び認識しました。

引用・参考文献

（1）フロレンス・ナイチンゲール、小玉香津子訳：看護覚え書＜看護であるもの・看護でないもの＞、第一刷、現代社、一九六八.
（2）フロレンス・ナイチンゲール、湯槇ます、薄井坦子、小玉香津子他訳：看護覚え書、六九頁、現代社、一九八三.
（3）土曜会歴史部会：日本近代看護の夜明け、一三五頁、医学書院、一九七三.
（4）前掲（2）に同じ、六八頁.
（5）川島みどり：キラリ看護、医学書院、一九九三.

（6）前掲（1）に同じ、一〇一－一〇九頁．
（7）前掲（2）に同じ、一四一－一五〇頁．
（8）東京看護学セミナー編：現代看護の成果と課題、九〇－一〇九頁、メヂカルフレンド社、一九七三．
（9）前掲（2）に同じ、五九頁．
（10）川崎富作：医療事故の実例と対策、病院、三四（八）、一九七五．
（11）日赤中央女子短大一四回生有志一同：日赤中央病院一号東病棟における松田太輔ちゃん死亡事故についての記録、一九七三．
（12）前掲（2）に同じ、六五頁．
（13）前掲（2）に同じ、二〇〇頁．
（14）川嶋みどり：生活行動援助の技術 改訂第3版―川嶋みどりコレクション、一九頁、看護の科学新社、二〇二二．
（15）前掲（2）に同じ、九七頁．
（16）前掲（8）に同じ．
（17）前掲（2）に同じ、九三－九四頁．
（18）前掲（2）に同じ、九四頁．
（19）前掲（2）に同じ、九五頁．
（20）前掲（2）に同じ、九五頁．

(21) 富沢賢：看護本来の姿とは—妻の死に考える、看護の科学社、一九七八.
(22) 前掲（2）に同じ、一〇二頁.
(23) 柳田邦男：脳治療革命の朝、文藝春秋、二〇〇〇.
(24) 川島みどり・桑野タイ子編：救命と看護—急変・悪化事例の看護過程、医学書院、一九八二.
(25) 川島みどり：新訂看護観察と判断、五一頁、看護の科学社、一九九九.
(26) 前掲（2）に同じ、一八九頁.
(27) 前掲（2）に同じ、一九〇頁.
(28) 前掲（2）に同じ、一九七頁.

三　豊かな食事を看護で——食べる環境を整えよう

はじめに

　食べることへの人々の関心の大きさは、最近のテレビ番組などからも容易に推察できます。食材に関するもの、調理のしかた、味くらべ、郷土自慢、そしてドラマでは食べる場面にとどまらず、シナリオそのものが食に関するモチーフで視聴者を引きつけようとしています。また、～を食べれば夏負けしない、むくみがとれる、夜よく眠れる等々、連日のように健康と食物との関連を取り上げた番組もあります。

　ここでは、看護における食事援助の意味を、その個人の文化や習慣に配慮しながら、病気であっても障害を持っていても、どのような高齢であろうと、美味しく楽しく食べることを専門職として援助することの意味について述べてみようと思います。

人間の生活にとって食べることの意味

人間が生きていく上で欠かせない諸々の営みのうちでも、「食べる」という行為は、生命の維持にとって必須の営みであるだけではありません。美味しく好みにあった食物を食べることで、幸福感や充実感さえ得られます。古くから、社交や親睦・友誼を、飲食を媒介にして深めてきた歴史もあり、出会いや別れ、祝いには、集まった人々とともに食べることが習いになっているのは万国共通です。

栄養学や医学をはじめ諸科学の発達により、食物に含まれる栄養素や熱量が明らかとなり、摂取した食物の体内での利用や排泄のメカニズムも解明されてきました。ある食材や栄養素の摂取の過不足による健康への影響についての啓蒙も盛んです。しかし、人間にとっての「食べる意味」については、現代科学での実証はまだされているとは言えません。

しかし、口から何か食べられたことがきっかけとなって、意欲が増したり意識が鮮明になったりする事例を通して、人間が食べる意味を教えられた経験は、看護師なら誰でも一つならず持っているでしょう。そうした場面を改めて再現して見ると、そこには多くの教訓があります。

幼い少年にも食べ慣れた味があった

K君の場合

骨折で離島から入院してきたK君は、術後の回復期になっても病棟の生活に馴染めない様子でありましたが、久しぶりに面会に来た祖母の差し入れの島の食材で生気を取り戻しました。その食材というのは、島では常食となっている甘藷の餅とくさやの干物でした。小児病棟では外部からの食物の持ち込みは厳禁でしたが、主任のはからいで、K君はこれらを口にすることができました。懐かしい食物を一回食べただけで、別人のように腕白ぶりを発揮して退院の日を迎えたことを思い出します。この時のK君の変化は、数十年を経て後述の認知症高齢者の記憶再生のアプローチの仮説にもつながりました。

摂取量ゼロの背景――見たことのない流動食

その頃、扁桃術後一日目の小児らは、術前からの不安や恐怖（親から離れての入院、麻酔のテスト、禁食、術前の止血剤注射等々）に加えて、手術そのものに耐え、引き続く術後の出血や禁食など、かつて経験したことのない、我慢の限界のピークの状態で朝を迎えるのでした。そこでまず目の前に出される食事は、病院では決まりきった流動食一式。プラスチックの白い汁碗に盛られた、重湯、葛湯、スープ、牛乳、ジュースなどでしたが、彼らのほとんどは、ジュースにちょっと口をつけるか、牛乳を一口飲むくらいでした。しかしこれは、手術創による嚥下痛のためやむを得ないことであると、長年解釈され疑われなかったのです。

ところが、ある夏の朝、しおれた様子で術後処置に連れてこられた小児が、看護師のすすめた冷たい麦茶をごくごくと飲む様子から、彼らが流動食を摂取しない理由は、嚥下痛のためではないのではないかと気づきました。そこで、医師や看護師らのポケットマネーで、彼らが食べ慣れているヨーグルトやプリンやアイスクリームなどを調達し、試験的にすすめてみることにしました。ほとんど全員の子どもたちが、喜んで、しかもかなりのスピードで食べたり飲んだりしました。笑顔さえ浮べて元気に退室する様子を目の当たりにして、彼らは痛いから飲まなかったのではなく、家庭では見たことも味わったこともない重湯や葛湯を敬遠していたことを知り、術後食の改善を図ったのです(1)。

口から食べられなかったら人間じゃない？

胃瘻から栄養補給をせざるを得なかった食道全摘術後の高齢患者が、経口摂取できない苛立ちから、全裸で徘徊したり、食事時になると、ところ構わず唾棄するなどして看護師らを困らせていました。下痢もひどく衰弱も激しくすすむ一方でした。受け持ち学生は、「口から食べられないなんて人間ではない」と呟く患者の言葉を聞き、何とか経口摂取できないものかと考えました。

そして、嚥下した食物が外部に開いた排液孔を通して体外に排出できるよう、注射器の外筒とビニール袋を組み合わせたものを工夫しました。久しぶりに経口的に飲み込むことができた患者は、「生き返ったようだ。こんなにお茶や重湯が美味しかったとは」と、涙を流さんばかりに喜び異常行動もなくなりました。しかも、胃瘻からの栄養物の内容は従来通りでしたが、下痢が止まり体重も増えてきました。嚥下した食物は一切胃には送られていないというのに。(2)

美味しく楽しく食べること

美味しく食べるとは

健康に生きて活動するためには、栄養的合理性がある食生活をするのが望ましいし、極端な空腹であれば、美味しさは二の次、口に入るものなら何でもよいと思うでしょう。しかし、何か食べるのなら美味しく食べたいとは、誰でも思うことです。では、この美味しさとは何か。美味しく食べるメリットは何かについて考えて見ましょう。

食物の美味しさを決めるのは「味」です。味とは、その食物のあらゆる性質を含むもので、舌の味蕾が受ける呈味物質の刺激によって、甘い、辛い、酸っぱい、苦いなどの他、渋味や旨味、そして温度や匂いなどが複合して「美味しい」と感じるのです。また、食材の持つ性質による噛み心地や、口のなかの触感も美味しさの要因となります。「ジューシイな」、「歯ごたえのある」、「やわらかい」、「さっぱりした」、「こってりして」といった具合に、それぞれのその食物の美味しさを表現する言葉も実に豊富です。噛む音や、すすったり飲み込む音さえも、そして見た目の美しさや、器さえも美味しさのレベルを決定します。

また、食事をする場合の体調や心理状態、食事の雰囲気や伴食者との人間関係も重要です。身体の不具合、気にかかることや悲しいことがある場合には食欲も低下します。食物を美味しく食べることができるのは、健康のバロメータとも言えますし、美味しく食べることで、精神的な満足感が得られます。

また、美味しさは、文化や習慣、嗜好などによっても左右されます。昨今のように、外食産業の多様化により、均質な味付けや化学調味料に慣れた人々にとっては、その地域や家庭独自の伝統的な味を好まない場合もあるでしょう。反対に、その人固有の美味しい食物もあり、そうした情報をあらかじめ得ておくことは、看護上重要な場合も少なくありません。

楽しく食べる

どんなに栄養的に配慮された食事であっても、食事をすることが楽しくなかったら、食欲も湧かないし、消化や吸収を妨げることにもなるでしょう。清潔に落ち着いた雰囲気のもとで、親しい人といただく食事の美味しさ楽しさを経験した人なら、患者の食事もそうでありたいと願うでしょう。一人で食事ができる場合でも、援助が必要な場合でも、楽しい食事の時を作ることは、豊かな食事にとって重要です。

具体的には、身体面の苦痛は食前に解消するか、できるだけ軽減しておきたいものです。痛みや痒みがあっては楽しい食事にはなり得ないでしょう。周辺の環境も、食べるのに相応しく整え、不快な連想につながるような物品はあらかじめ片づけておきます。また、食堂などで集団で食事をする際なども、同じテーブルにつく人たちの組み合わせなどについても考慮を払うべきでしょう。直接援助を必要とする場合でも、援助する人の気もそぞろであったり、立ったまま患者の口に物を運ぶようなことは、できる限り止めたいものです。

病人にも豊かな食生活を

わがまま食や気まぐれ食への対応

世界全体から見れば、飢餓問題に苦しむ途上国のある一方で、わが国では、それぞれの条件にあった食生活を選択することはかなり可能です。価値観の多様化した現代にあっては、それぞれの持つ食事観によって、生活に占める食事のウエイトにも個人差があります。空腹さえ満たされればそれでよいという人もいるでしょうし、出前一つにもさんざん考慮した上で注文する人もいます。デパートの食料品売り場では、老舗の味からお惣菜まで、ふところ事情に見合った調達ができますし、街角のスーパーやコンビニでも必要な食材はほとんど入手可能です。このような世間一般の食事情の多様化の一方で、病院食の進歩はどうでしょうか。また、病人の食事への配慮が、人間的に行なわれているでしょうか。

胃癌の末期を病院で過ごした妻は「病院の食事が美味しくならないうちは退院できないのよ」といい、毎日が食べることとの闘いであったと夫は言います。そして、「私たち健康人はそれほど意識していないが、妻のような症状の患者には、嗜好の特質である個別性と、病院給食の持つ一般性の矛盾が極端な形で現れてくることがわかる。食欲がない、食物がのどを通さないといった状態は、嗜好や食品選択の弾性値が極小に近づいたからにほかならない。この状態での患者はいかにも気まぐれでわがままに見えるのだが、患者側に立てば理に適った反応といえる」(3)。

もう二〇年以上前の患者家族の感想です。近代装備を施した先端医療の病院は増えたかも知れませんが、こうした末期患者や重症患者の「気まぐれ食」や「わがまま食」への対応がされている病院の話を現在もあまり聞きません。患者には「わがままを言う権利」があります。一方、医療従事者は、それを単なるわがままとして斥けるのではなく、正当な要求として受け止め、どうしたら実現可能かを考える必要があると思うのです。それを診療報酬や病院給食の問題としたり、栄養部門のこととして片づけてよいはずはありません。患者中心の思想を掲げるならこうした患者の側からの発想に立って提言し、具体的な改善を図るのが専門職としての看護の立場であるといえましょう。

その人にとってのこだわりの食物

新聞の連載特集「幸せの食」(4)に登場した水上勉は、モロキュウがあれば何もいらないと言います。もぎたてのキュウリに味噌をつけてバリバリ、ボリボリと食するさまをは、読む人にもその美味しさが伝わって来ます。田辺聖子は関西風きつねうどん。幼い頃の郷愁とともに、「まったりしたおつゆ。お揚げさんのふんわりした軟らかな甘さ……麺は、ほとびてくるぐらい軟らかいのがええわね……」と。そして、斉藤茂太は豆腐三昧というように、長い人生のなかには何かしら思い出の味や、こだわりの食材があるものです。たとえ食糧難の厳しい時代の粗末なものであっても、懐かしいものがあります。

食欲を引き出すきっかけとしての食材、懐かしい味

衰弱が激しかったり、自分から食べる意欲の湧かない患者に対して、何かのきっかけで少量の飲食物がのどを通ると、それがきっかけとなって、以後食がすすんだという経験はないでしょうか。その際のきっかけとなるのが、その人のこだわりの食材や、懐かしい味なのです。

ある人は、冷やしたのどごしのよい素麺を二〜三本つるりと飲み込んでから、粥食にも手が出せるようになった。またある人は、口に含んでいた氷片がのどを通った後、故郷のマスカット一粒がきっかけとなって食事ができ、回復に向かっています。最初は偶然であっても、よく観察していると、そのきっかけとなった食材が、実はその人の懐かしいものであったということがわかってきました。そうなると、看護歴聴取に当たっての食事歴を正しく聞くことの意味もクローズアップしてきます。

項目にそって好物や嗜好品や偏食を機械的に聴取するのではなく、「その人にとって意味のある食物や食材」などを正しく聞いておきたいものです。

認知症高齢者の記憶の再生に

人間の長期記憶のサブシステムの一つにエピソード記憶があります。過去の楽しい思い出や嬉しいできごと、あるいは自慢話など、エピソードで語ることのできる記憶です。時

として高齢者は、こうした昔語りを繰り返し、若い者からは「また始まった」と言われて疎んじられることもあります。しかし、この繰り返しのなかの喜び体験こそ、認知症や見当識レベル低下への記憶再生の鍵なのです。

私は、認知症高齢者の健常時のこうしたよい思い出を取り出し、反復して話題にしたり状況を再現することによって、行動の変容が可能となることを述べ、研究的に取り組み指導してきました。成果の上がった研究は報告例[(5)~(9)]だけでも数例にのぼりますが、そのなかに、過去に好物だった食物が記憶再生の動機になった複数の例があります。

たとえば、老舗のせんべいと入れたての玉露、あるいは、あんこのお饅頭、戦時下の中国で食した食材、コーヒーの香り等々で、いずれも、その食物自体にその人の生きてきたドラマがあります。ただ、意外に家族は情報を持たない場合が多く、その固有の食物に行き着くまでには、かなりの日数が必要であったことも事実で、そのためには、その人の人生の場と時を共有する姿勢と、想像力が大切となります。

豊かな食生活の保障――基本的な食事援助の実践

人間として食べる意味は、生理的な面ばかりではないとして、その人の文化や生活習慣を重んじた食事の援助が大切なことを述べてきました。しかし、日々の看護のなかで実践するべきごく基本的なことを正しく行なうことは当然です。ともすると、日々の営みの日常性が、その当然なことを軽んじてしまうこともしばしばあります。では、専門職としての病人への食事援助はどうあるべきでしょうか。

安全性をふまえて

食事の安全性とは、摂取する食品の安全性、調理するプロセスの安全性、患者の経口摂取機能の正しい評価にもとづく援助そのものの安全性などがあります。なかでも誤嚥の予防は、優れて現代的な看護技術であると思います。嚥下障害そのものの看護について述べる余裕はありませんが、嚥下障害の徴候の察知は援助中の重要なポイントです。

過去の事例から言えることは、セルフケア可能な患者の場合でも、食事時間の遷延は要注意でありますし、介助中の患者が、口のなかに食物をためたまま飲み込もうとしないときには、経口摂取を一時中断すべきです。また、食事中の喘鳴も危険なサインの場合があります。

ただ、食事介助中にむせた場合に、それが嚥下障害によるものか、それとも、咳嗽反射によるものかの差異をアセスメントする必要があり、反射性のむせの場合には、吸引器などを傍らに置くことで安全性は維持できます。

食前のマナーは食事援助の重要な柱

「ご飯の前に手を洗う」ことは、一般にどこの家庭でも子どもの頃からの躾の一つでもあり、多くの日本人の身についた習慣となっています。食事近くなってくると、台所からその日の献立を連想する香りが漂い、トイレを済ませたり手を洗ったり、テーブルセッティングを手伝ったりしているうちに、食事を受け入れる身体面の準備も整うのです。

病人の場合も、ベッド周辺を片づけ、ギャッチアップをし手を洗い、必要に応じてエプロンを掛けたりなどの行為を通じて、消化液の分泌も食事をとるのに相応しい状態になるといえましょう。マナーや習慣を大切にすることは、生理的な上からも重要であります。また、加齢に伴って唾液の分泌が悪くなり、口内に入れた食物を適切に撹拌する機能が衰え、このために食欲も低下します。もし口腔が清潔でなかったら、味覚も鈍くなることは必須です。そこで、水や番茶等での食前の含嗽も、食前の習慣にぜひ組み入れたいものです。

経口摂取の価値づけを

経管栄養は、経口摂取をしたら生命の危険がある場合にのみ行なうべきです。その場合でも、栄養補給の処置としてそれを行なうのではなく、あくまでも食事摂取の代替法として位置づけ、たとえ意識レベルが低下していても、言葉をかけながらスプーンを口唇に触れたり、茶碗を持たせたりして、嚥下反射を想起させる働きかけをするようにします。最近では胃瘻造設も簡便になり、早々と、経口摂取をあきらめる傾向も見聞きします。食事をするというのは、「口から食べる」ことであることを、今一度再認識したいものです。

おわりに

病人や高齢者にとっての食べることの豊かさを、看護の立場から考えてきました。これまでとかく、食欲がなければ、それは患者の側に問題があると考えがちでありましたが、まず、提供した食事が、その患者の今の状態にとって適切かどうかを考え、食事摂取の環境が、美味しく楽しく食べる環境として相応しいかどうか、看護の立場からそれを整えるにはどうすればよいかを、まず考えて欲しいと思うのです。

人間にとって食べることは生きることであり、美味しく楽しく食べることは、人間らしさに通じるということを深く考えて、ともすると日常的に流されやすいこの面での援助方法を専門職として確立したいものです。

引用・参考文献

（1）川島みどり、石丸美枝：摂取量調査における流動食の研究、看護研究、二三（一）、一九六九.

（2）角張純子：食べることが阻害されていた患者への援助、看護の科学、三（八）、一九七五.
（3）富沢賢：看護本来の姿とは—妻の死に考える、看護の科学社、一九七八.
（4）毎日新聞、特集ワイド——三、二〇〇二／八、一三、一四、一五.
（5）島添久美子：記憶再生に有効な刺激を送り続ける、臨床看護研究の進歩一、一九八九.
（6）原洋子：意識的条件づけによる看護援助、日本看護科学学会誌、九（三）、一九八九.
（7）徳田千恵子：意識的な条件刺激を用いた継続看護援助により行動変容を起こした事例、臨床看護学研究所研修レポート集四、一九九〇.
（8）吉岡幸：遷延性意識障害を持つ患者に対する意識回復への援助、日本看護研究学会雑誌、一四（臨時増刊号）、一二〇頁、一九九一.
（9）川島みどり、龍良子他：背面開放ベッド上端座位による痴呆状態の改善を目指す研究、日本看護科学学会誌、一二（三）四四頁、一九九二.

四　ポピュラーな看護技術を再考する
――私の考える清潔ケア

日常ケアの見直しから見えてきたこと

看護が職業として誕生してから百余年が過ぎました。個々の看護師らの実践の蓄積は膨大ですが、多くは経験知にとどまっていて、それもいまだ整理されていない現状がありま す。一方、ＥＢＮ志向のもとでの、看護実践の科学的実証への関心は高まりつつあります。そうした状況を視野に入れながらも、気になるのが患者さんとの接点である臨床における技術の質です。看護と看護でないものを分けるものは看護技術であるとの考えに立てば、いま一度、日々行なっている看護技術、とりわけポピュラーな技術についての振り返りが必要であると思われます。その場合、いくつかの評価ツールがあります。

かつて、『CHECK IT UP―日常ケアを見直そう①』（医学書院）を出版したのは一九八五年でした。二年後に『同②』を、そして一九九七年に『同③』を出版しています。このシリーズでは、いろいろな施設で働く分別のある看護師らが、ケアを見直しながら自由に討論した結果をまとめたのでした。

当時のケアの評価ツールの重要な一つは、各自が**基礎教育で学んだ原理**でした。つまり、学校で習ったことがどのようにできているかできていないかという視点からの検討でした。さらに、現在行なっている方法が、看護の受け手である患者さんにとってどうであるか、つまり安全性と安楽性からの視点です。また、当時はそのことを深く追究できませんでしたが、行為の裏づけとなる根拠は明らかであるかどうか、そして、経済性や動作効率から見てどうであるかといったことが、ケアを見直す際のツールとなりました。

その結果、「先輩たちの築いたよいものがなし崩しにされている」という点について、メンバーたちは共通の理解をしました。その崩し方というのが、合理的な省略からきているものではなく、人間の尊厳にさえかかわる崩し方への危機感をもちました。伝統的なよい方法を崩した理由は次のようです。

第一は、基礎教育の地盤のもろさであることに気づきました。

教育の地盤のもろさとは、技術論的に言いますと、「行為を可能にする原理」を知識の形で修得しても、その原理を実際に行なうレベル、すなわち、個人の身について離れない

「わざのレベル」にしていないために、技術的観点から見ると崩れていることになります。現状から見れば、もともと身についていないので容易に違った方法、間違ったやり方を心を痛めずに行なってしまうということがあると思われます。しかも、これは、単に、技術そのものの崩れだけではありません。その看護師自身の挫折や戸惑い、ひいては職業継続の意思にも影響してきます。もろにその影響が現われるのが、新人と呼ばれる看護師らでしょう。

第二の理由は、医療技術の高度化による効率優先の反映、それは、申すまでもなく臨床に身を置く皆さんが最もよく知っていらっしゃるはずです。早く多くのことをしなければならない局面に立たされたならば誰でも、どこかを省略しなければ一定の時間内での割り当てられた業務を実施できないのは当然です。この場合、看護そのものも機械的になって、熟慮した行動とはならないため、事故の要因とも密接に関係します。

第三に、看護師の過密な労働条件を口実にした切り捨てではないかと結論しました。これもまた申すまでもないことですが、保健師助産師看護師法における療養上の世話の側面の仕事がなし崩しになった背景には、看護師自身が自分で省略してしまったものが実に多くあると思います。その理由としては、看護の本質的な要素の価値づけについての受け止め方の重さのいかんがあるのではないでしょうか。もし自分の仕事の核心となるものでしたら、容易に捨てたり省略するはずはないと思うからです。

確かな技術修得の道筋

そこで、確かな技術習得の道筋について、共通の理解を図っておきましょう。

ここには、大きく二つの道があります。一つは、オーソドックスな方法です。つまり、学校で、行為を可能にする原理を知識として習得します。しかし、知識を持っただけではまだ、具体的な行為に結びつけることはできません。その原理を反復訓練により、反射的にできるレベル、すなわち、身について確かなわざのレベルにしないといけません。一方、もう一つの道は、知識から入るのではなく、最初に実践ありきで、いろいろ経験を重ねる過程で、方法を体得するのです。この場合、最初から自分自身の身体を通して「こうすればこうなる」という感覚を身につけるわけですから、そのままであると、その個人の「コツ」や「カン」のレベルで終わってしまいます。これを言語化して、先ほどの「行為を可能にする原理―知識」にしてはじめて、看護界全体が共有できるわけです。

入り口は違っても、ここには大切なもう一つのことがあります。経験を重ねる過程で、あるフォームを探り当てたとき、その方法とアウトカムとの因果関係を感覚で把握する、すなわち身体知とも言いますが、この感覚を把握することが実に大切です。このようにして、看護の哲学を基盤にした確かな技術を身につけることにより、そうたやすく崩れたり変形することはないはずです。

「看護大好き」と「仕事を継続すること」

専門職としてのキャリア形成の条件について、長年の看護師の経験を通して、私の信念として根付いていることをご紹介すると、そこには二つのキーワードがあります。すなわち「看護大好き」と仕事を「継続する」ことです。

看護大好きになるについては、その個人によってさまざまな動機があると思います。ただ、技術を持った専門職として共通なことは、先ほど説明した身体知を感覚的に取り込む際の喜びを体験することではないかと思うのです。看護実践の過程で、ある感覚を通して、稲妻のように身体中を駆けめぐる感動とともに、「ああ、これがそうなんだ」と、恐らく一つや二つのそうした体験を皆さんお持ちだと思います。

たとえば、嚥下反射の強い患者さんへの経管栄養チューブ挿入時の感覚のように、患者さんの嚥下反射と自分の指先の感覚の一致といった、言葉では表現しにくい瞬時の感覚から得るものもあるでしょう。また、食欲のない患者さんへの経口摂取を促す過程で、その人の幼い頃の懐かしい「お袋の味」がきっかけになって食欲を引き出せたというような体験まで、その種類も幅も豊富であると思われます。こうした感覚は、先にも述べましたように「コツをつかんだ」という表現が用いられてきましたが、この技の真髄を自分で把握した瞬間の喜びこそ、「石にかじりついても、この仕事を続ける」という動機にもなり、看護大好きを身につけることになるのです。つまり、この仕事を好きになることと、続けることは表裏一体でもあるのです。

ポピュラーな看護技術を再考する

〝日常ケアを見直そう〟との著書を出してから十五年以上経た今、何がどのように改善されたでしょうか。改善されるどころか、もしかしたら、あのとき以上に直接提供されている技術の質には問題があるのではないかという思いがいたします。看護技術への思いは多くありますし、先端医療技術の進歩に伴う新たな看護技術の課題や教育への課題があると思います。しかし、ここでは、日常的に行なわれているごくポピュラーな看護技術のいくつかを取り上げ、改善点とその根拠についての疑問をお話ししてまいります。キーワードは、**人間らしさの尊重**、**安全性**、**説明できる根拠**。どのような技術を提供するにしても、この三つのことを常に念頭に入れて行なう必要があります。

私が日々の看護実践を言語化して技術化を図らなければならないと考えたのは、まだ看護師としては経験も浅く未熟な時代から始まっています。そのときは、漠然とした思いにとどまっていたのですが、時を経てその頃の経験を再現してみますと、現在の技術化への問題意識につながっていますし、これまでのいろいろな研究や実践の仮説になっていることを実感します（二二一頁参照）。

頻度高く日常的に行なわれている技術は、個々の職場の特性もあると思いますが、専門科や年齢の別なくごく日常的に行なわれているいくつかを取り上げてみると、朝の洗面、清拭、食事、排泄の世話など、病気や障害にかかわらず、習慣的な日々の営みを人間らしく送る上で欠かせない援助行為があります。その際大切なのは、至極当然なことを、至極ふつうに、さりげなく行ない整えることとあわせてケアの受け手の文化と一致させたケアの提供をすることです。患者さんは、こうした気持ちのよいケアを受けることにより、一人の人間として尊重され、その人らしさを失わずに療養を続けることができます。つまり安楽性を保持したケアにより、副交感神経を優位にし、免疫力、自然治癒力を高めることに通じるのです。

看護が行なう清潔ケアとは

日頃、看護師なら誰でも行なっている身体の清潔ケアを考えてみましょう。

看護は人々の生活のなかから生まれたのですから、清潔ケアもその「生活」を常に考えながら専門的な行為として行なうことが必要になります。言い換えれば、個人の生活行動、その基盤にある文化を、常に考えていなければなりません。

たとえば、トイレのことを「お手洗い」「手水」とか「洗面所」というように、トイレが済んだら手を洗うということは、わが国の古くからの文化的慣習です。幼い頃から「お便所から出たら手を洗う」ということを母はしつけてきました。それだけでなく、「外出からかえったとき」「食事の前」には手を洗うことは、普通の日本の家庭での常識的な慣習です。それが、自分の意思で洗わないのではなく、入院によりベッド上安静を強いられているために洗えない患者さん、ベッドサイドのポータブルトイレで排泄をせざるを得ないのに手洗いができない患者さんの戸惑いと苦痛を想像してみましょう。看護における人間らしさの尊重とは、抽象的な概念ではなく、こうした場面でその患者さんがどのようなケアを受けているかによって明らかとなります。

一九六〇年代には、入院中の食前の手洗い、排泄後の手洗いはたとえベッド上でも空《から》のベースンと湯の入ったピッチャーを用いて流水のもとで行なっていました。それが、次第におしぼりに変わり、次いで市販の濡れティッシュに変わってしまいました。家族のいらっしゃらない方は、それを求めることさえできないのです。

「流水で手を洗う」ことは、皮膚についた細菌を洗い流すことであると、すでに知られています。入院という機会に専門職がそこに介入することで、患者教育の絶好の場にもなると思われます。

手を洗うという一見些細なことが、わが国の文化に根ざした尊厳の証であり、自分の長年の習慣を保持できるという意味での心身の安楽に通じることを強調したいと思います。

文化に根ざしたという意味で身体の清潔ケアは、わが国の場合、入浴の援助を中心に考えるべきだと思いますが、この面に関しては、いまだ看護学の立場できちんとした根拠に基づく援助方法は確立されていない現状があります。つまり、入浴は清潔保持のセルフケアであって、これまでは看護があまり介入していなかったのです。医学的には、入浴の可否が病状判断の基準にもなっているなど、入浴の生理的負担に関心が向けられていました。一方、介護保険下では、障害をもった高齢者への入浴介助はもっぱら清潔保持中心であり、今後看護の立場から精力的に入浴ケアを研究しなければならないと思います。

次に、看護師が直接援助する清潔ケアのなかの清拭について考えてみます。日本文化を基盤にした清拭とは、汚れを落として感染予防を図るというだけではありません。入浴の代行としての清拭を目ざすことです。入浴によってもたらされる心身のアウトカムを達成できる清拭を目ざすべきでしょう。そうなると、湯の温度、用いる洗剤、拭く強さと方向、ストロークの長さなどなどのエビデンスが看護研究の課題となります。同時に、温熱刺激やマッサージ効果によるさまざまな看護治療的な効果についても、検討や研究を深める必要があり、その前提として、日々の清拭を、単なる看護の日課として行なうのではなく、専門職がそれを行なう意味についても考える必要がありそうです。

まず、清拭を行なう際にマニュアルにとらわれて一つの方法に決めてしまうことはよくありません。石けんを泡立てて洗いたい人は洗いますし、石けんをつけると皮膚がかぶれて嫌な人はつけなければいい。個別性に合わせてさまざまなバリエーションをつけながら行なえるのが専門職です。

安全性、説明できる根拠の視点から見ますと、知識をしっかりと身につけておくことです。清拭を行なう場合には、タオルに含ませる水分の量と温度はどのくらいが患者さんにとって気持ちがよいのかを知って行なうことがベターですが、いまだそうした研究はありません。そのためには、全身の皮膚の構造、機能などの知識が必要です。たとえば人間の背中とおなかでは冷点や温点（温度を感じる点）はずいぶん違います。同じ温度でも胸のほうは熱く感じ、背中のほうはあまり熱く感じません。専門職であれば、血流の状態はどうか、拭くことにより交感神経・副交感神経のどちらが優位になっているのかまで考えてほしい。さらに――これもまだ研究はされていないようですが――ストロークの幅、速度まで考えて行なうべきです。

つまり、看護行為としての清潔ケアを行なうために必要なことは、個人の「生活」を大切にすること、皮膚の構造と機能を熟知して行なうこと、そして相手の〝気持ちよさ〟を大切にすることです。そのためには、石けんの香りやお湯の音などの演出効果も大切にしなければいけません。患者さんが、全身清拭を受けて「ああー、気持ちいい」と言ったとき、術後のつらさや、眠れなかった苦しさを一時忘れるのです。そこで初めてできるコミュニケーションもあります。しかし、最近はただおしぼりを持ってきて、ダッと拭く効率性のみを求めた方法になっていることが多いようです。石けんを用いる清拭はほとんど行なわれていないと聞きます。第一にこれで汚れは落ちるのでしょうか。気持ちがいいでしょうか。人間が人間の手を使って行なうことに清潔ケアの本質はあると思います。

ゴム手袋では気持ちがよくない？――看護技術の再考①

教科書には、全身清拭の場合は相手にやけどをさせないように六〇℃程度のお湯を用意すると書いてあることが多いようです。しかし、六〇℃のお湯を用意したのでは絞ったときにぬるくなってしまいます。できれば九〇℃くらいの熱いお湯を用いるほうがよいと思います。熱くても、絞り方にコツがあって何とかできるのですが、やはり若い方たちには無理のようで、厚い掃除用ゴム手袋をする人を見かけます。しぼる時だけならいいのですが、その手袋をしたままで清拭をする人もいます。患者さんとすれば、汚れ物に触られているようで気持ちよくないと思いませんか。熱湯で手をやけどしないほうがいいのは当然ですからしかたがないのですが、看護は手当てから始まったのであってゴム当てから始まったのではないのです。

ただ、感染予防の問題がありますので、薄いプラスチック手袋を着用することは一般的になっているようです。米国では、手袋をしないで処置をする看護師は専門職ではないと思われてしまうと聞きました。私も素手でやることが尊いと強調していた時期もあるのですが、必ずしも素手でやることを優先すべきとは言い切れません。だから、感染症をもつ患者さんにかかわる場合や、自分の手に傷がついている場合は、「すみません、ちょっと傷つけているものですから、万が一のことを考えて手袋をしますね」と言えばいいのではないでしょうか。しかし、やはり素手で行なうほうが気持ちいいものです。場合と場所によります。どこを拭くか、誰を拭くか、自分自身の手に傷があるかないか、状況によって清潔ケアの方法もずいぶん違ってくるものだと思います。

末梢から中枢に拭くのは間違い？——看護技術の再考②

また、清拭の方法について、末梢から中枢に向かって拭くことが常識になっているようです。それを疑う人はほとんどいません。しかし、末梢から中枢に向かって拭くのはなぜなのかという根拠、エビデンスを考えて拭く必要があります。

動物の毛穴は一定の向きがあります。犬でも猫でもその向きに逆らえば嫌がるし、その反対に、毛穴に沿ってなでるといい気持ちで目を細めます。人間も同じだと思うのですが、どうして末梢から中枢なのでしょうか。

末梢から中枢に向かって拭くのは、おそらくモーニングケアとして、患者さんの覚醒を促す拭き方だと思うのです。イブニングケア、あるいは興奮している患者さんを静めるための清拭は、おそらく熱くないお湯で毛穴に沿って中枢から末梢へと拭いたほうがよいと思います。これはまだまったくの仮説で、これから研究していくべきでしょう。

エビデンスの必要性

私たちの共同研究で、足浴が入眠に効果があるという研究(1)があります。その研究の途上でわかったのは、足浴を行なうことで手の指先の血流もよくなることです。つまり、全身の末梢の血流がよくなるのです。全員に毎日足浴をしたことで褥瘡がなくなった病院もあります。

普通は足浴をして背中の血流がよくなるとは誰も思わないものです。でも、実際に褥瘡がなくなったといいます。臨床の看護師のすごいところは、じゃあそれはなぜなのかと、それを研究的取り組みを行なっているところです。たとえば、なぜ足浴が入眠を促すのか、それは足浴によって一時的に体温が上がり、その後下がったときに眠くなるようです。

清潔ケアによるさまざまな生理的効果とは、まだまだわかっていない。だからこそ研究しなければならないことはたくさんあるのです。

清潔ケアの実力を認めてもらうために

清潔ケアの効果は、ケアを行なった看護師個人は実感しているわけですが、実感するといっても、自分がよく拭けたから相手も気持ちがいいだろうで終わってしまい、相手がどう感じたのかをきちんと評価していないことが実際には多いのです。

たとえば学生が、低い湯温で、しかもしっかりと絞らずに拭いてしまったとします。患者さんは「ご苦労さま、ありがとう」と言うかもしれません。しかしその後で看護師に「実は気持ちよくなかった」と言うかもしれない。本当に気持ちのいい清拭をした後の患者さんはどういう反応をするのか、それをどう客観的に評価するかを研究する必要があります。患者さんから、ただ「ありがとう」と言われて主観的に喜びを感じているだけなら、いつまでも自己満足に終わってしまうでしょう。

体をきれいにすることは誰にでもできるように思われていますが、看護ケアとして認めてもらうためには、専門職が行なう清拭はこれだけの効果を生み出すという研究の成果を発表することです。

つまり、その価値の実証に向かって努力しなければなりません。客観的に全身清拭にはこのような効果があるとアピールするのです。具体的には、全身清拭をすることで浣腸や下剤を投与しなくても便が出たデータを集めて報告することや、全身清拭を丹念にすることで不定愁訴がなくなったデータを集めることなどです。そうしなければ看護行為に対する対価は払われないでしょう。さらに現在の診療報酬は、不定愁訴をそのままにしても検査が増えればお金が入るしくみになっています。診療報酬に反映されないケアをしたら病院としては赤字になるわけです。そこをふまえて政治的にものが言える人が必要です。

また、皮膚のことばかり言いましたが、口腔ケアによって肺炎が減っているという研究もあります。肺炎は、老人が夜中に唾液を潜在的に誤飲する潜在誤嚥によることが多いのです。この場合、極端に言えば飲み込んだ唾液が清潔であれば感染しないわけですから、口腔ケアはとても重要になります。経口摂取ができない、意識レベルが低下している、あまり会話をしない、高齢である、そういう患者さんがいたらとにかく口腔ケアをしっかり行なうこと。そうすれば、結果として退院が早くなるのです。そのことで、ベッドの回転率がよくなり在院日数は短縮し、その結果として医療費は削減する。ここまで考えて清潔ケアを行なうことが求められています。

相手が喜んで、その結果いいデータが出れば自分も満足できます。むしろそういうことに喜びを感じられるようにならなければいけません。しかし、「何で清拭を専門職がやらなければいけないのか」という攻撃がいつでもあります。「どうして看護師は体を拭きたがるのか」と変な言い方をする医師も現実にいるのです。その人たちに、拭きたがるわけではなくて、清拭を行なうことが病気を回復していくプロセスにおいていかに大事かということを、口が酸っぱくなるほど言っていかなければなりません。口が酸っぱくなるほど言うためには、自分自身がそのケアに確信をもつ必要があるでしょう。

忙しくてできない？

今の看護師は知識を膨大にもっていますから、清潔にしなかったらどんな弊害が起こるかということをよく知っているはずです。新陳代謝が悪かったらどうなるかも知っています。だから、忙しいというのは理由になりません。本来、やらなければならないことが先立たなくてはいけないわけでしょう。忙しかったら、忙しさを何とかするために努力しなくてはいけないのです。それが本末転倒して、忙しいからといってどんどん切り捨てていく。そうしていくと、人間は条件反射ができてその状態に慣れてしまい、本当は時間があってもゆっくりできなくなります。体が忙しいリズムに慣れてしまうと、いざというときに落ち着いて仕事ができないのです。

めざすべき清潔ケアのあり方

たとえば在宅に訪問したときに、患者さんのご家族が、「お風呂に入れてあげたいが、うちのお風呂場に段差があるうえに浴槽も深くてなかなか入れてあげられない」と話したとします。まず考えられることは、介護保険などを利用して浴室を改装し入りやすくすることですよね。でもこれは看護師でなくてもできます。福祉の人でもできるし、改築のことは制度さえ知っていればだれにでもできる。その場合に、その方のＡＤＬのアセスメントが必要になりますが、これは看護師よりもむしろ理学療法士の領域でしょう。

看護師は次に、そのお年寄りの障害に合わせて、どのようなところを補助したらうまく一人で入れるかを考える。そして、スキンケアという観点から、洗剤を選び浴温を考慮します。高齢者の場合によくある皮膚のかゆみ対策として保湿のケアも行ない、介護者に指導もすることでしょう。しかし、現在の看護師たちはそこまでしているのでしょうか。

正当な訪問看護料金を消費者が払っても惜しくないと思うレベルになるためには、日常の清潔ケアをもっとトータルに、皮膚の生理的な意味、心理学的な意味に合わせて、このような相手の皮膚の状態に合わせたスキンケア、つまり、個別性に合わせた専門性を発揮できるところまで工夫しなければ、専門職としては本当の意味での清潔ケアができたとは言えないのです。

思いを引き出すような清拭

またご存知のように、術後の患者さんは吐き気やだるさ、頭痛などを訴えることが多いのですが、清拭をすることによって緩和されたケースがあります。このことから考えると、体の拭き方を工夫して食欲のない患者さんの食欲を引き出す清拭とか、あるいは無気力状態で意欲がなくて死んだほうがましだと言っている患者さんに、がんばって生きよう、闘病しようという思いを引き出すような清拭があるのではないでしょうか。それはこれからの看護の課題だと思います。

インフォームドコンセント

さらに、清潔援助技術にも選択肢がなくてはいけません。「お風呂に入る、シャワーを浴びる、清拭をする、という方法があって、洗剤にはこれだけの種類がありますが、どれがいいですか」と、それぞれの欠点、長所と併せて援助を受ける方にきちんと伝え、そのうえで選んでもらう。また、その方の病状に応じて選択できる情報を提供するのです。そして実際に行なう際には、「少しリスクが高くて、風邪をひくことがあるかもしれないけれど、努力してそうならないようにしますから」と伝えてから行なうといった配慮も必要になります。これだけインフォームドコンセントが言われているのですから、看護技術もそうした選択肢を用意する必要があります。

これから清潔ケアを実践する人へ

まず自分と闘わなくてはいけません。省略をしてもいいところといけないところを常に看護的な視点で考えるようにするのです。その場合、患者さんにとって今自分が行おうとしていることはいいことかどうかを常に頭において、患者さんにとってよくないことは当然してはいけないし、よいことだったら障害が少々あってもやるべきです。このような判断は、自分で考えて実施していくことでわかるようになります。よくないのは、一日の自分の行動の優先順位を決めるときに、お風呂に入ったり、頭を洗ったり、体を拭いたりすることは忙しいから省略して、点滴や検査を優先することです。現在は、看護全体がそうなっているように感じています。看護とは何か、看護師は何をする職業なのか、ということからスタートして、清潔ケアとは何かといま一度考えてほしいと思います。

そして大切なことは、わが国における文化的背景から考えると、清潔ケアは、どのような方法を選ぶ場合にも、本来の目的である清潔保持と併せて、入浴時に爽快感や安らぎ感を得られるような方法をこれからもっと工夫すべきだし、その評価の方法についても検討すべきでしょう。

参考文献

(1)香春知永他：睡眠を導く技術（川島みどり、菱沼典子編：看護技術の科学と検証〈別冊ナーシングトゥデイ9〉、日本看護協会出版会、一九九六、二一八－二三三頁）．

第三章　看護のアイデンティティとは何か

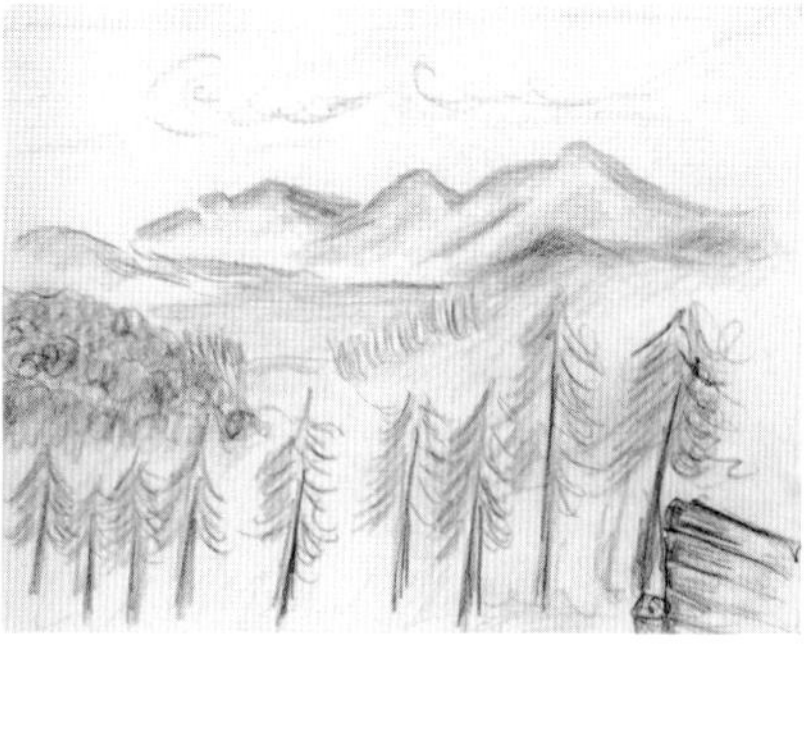

一　危険信号が点滅するなかでの思い

はじめに

入院日数の短縮、電子カルテ、クリニカルパス、目標管理、リスクマネジメント等、遂行しなければならない諸課題の数々。それらの一つずつを取り上げれば、いずれも、医療の経済効率や均質な看護を提供する上で必要でしょう。しかし、それらは、病棟運営や看護管理上の問題だけではなく、現在進行中の密度濃い複雑な職場の状況を生み出す要因になっていることにも目を向けないわけにはいきません。

同時にこれらは、あくまでも医療機関側の問題に過ぎないことも承知しておく必要があります。患者の側からすれば、自分の受ける医療や看護がどのようであるのかが重大関心事です。常時忙しそうに働く看護師に、患者として何をどこまで求めることが許されるのか、言いたいことを抑えて日々療養している場合も少なくないのではないでしょうか。一方、前述のような職場環境での看護師たちは、そうした患者の思いに近づくどころか、意識的に気づかぬふりをしなければルーチン業務の遂行が覚束ないという状況でさえあります。そうしたなか、多かれ少なかれ職業選択時に抱いたこの道への思いを継続し、誇りや達成感をもって働いている看護師たちはどのくらいいるのでしょうか。

そこで、一人の看護師の入院体験の語りを通して、現在の医療環境と看護の実態を明らかにした上で、ともするとくじけそうになる気持ちを、奮い立たせる源ともなる看護のアイデンティティとは何か、また、それを妨げていることは何かをともに考えてみようと思います。

看護師Ａの語り

本当に急な入院でしたから、心の準備も何もなく病床に身をおいてしまいました。外来での輸液を続けたまま、病院の寝衣を借用してベッドに横たわり、それでも、一時入院だから明日は帰れると気楽に考えていたのです。ところが、検査データからは、そのような考え自体が過ちであることを知らされ、患者になりきろうと観念したのでした。そこで体験したいくつかのできごとや場面が、決して私の入院していた病棟のみの特性であってほしくないと願いつつ、でも、悲しい性《さが》といいますか、永年看護師経験のある身で、つい、批判的な目で身辺を訪れる病棟看護師らを見てしまうのでした。結論として、患者として体験したこれらの様相は、目下わが国の病院の看護師の直面している共通の姿であろうと思っています。

コップ一杯の冷たい含嗽水に見る暖かい看護の心

入院の第一印象は決して悪くはありませんでした。むしろ看護師の優しい配慮がとても嬉しく感じられました。それは、含嗽のためのコップに入った氷水とストローでした。禁飲食でしかも高熱の私にとって、その時もっとも相応しいケアであったとも言えます。口内は乾燥してねばねばしていましたし、お見舞いに駆けつけてくださる方に不快感を与えるのではないかと気にもなっていましたから、私の求める前に持参された、このさりげない氷水に、その看護師の私の身体アセスメントの結果をふまえた、細やかな心遣いが反映していたことを実感しながら、幾度も冷たい水を口に含みました。

その後、治療方針が決まって、新しい病院へ移ることになりました。転院先は、最初に入院した救急病院よりもずっと大きな総合病院でもあり、看護への期待もかなり過大にも膨らみながら移動しました。すでに、私のなかには一つの先入観が作られていたとも言えます。

それだけに、そこで過ごした療養中のできごとのあれこれは、期待からかなり大きくずれていたことを正直に話さなければなりません。

発病して以来禁飲食であった身にとっての独歩の不安

転入院後間もなく、ヘパリンロックをしていた接続部位から新しい輸液に切り替えられ、一時間も経った頃でしたか、「Aさん！　一階のレントゲン科に行ってください」との看護師詰め所からのコールがありました。前の病院では車いすで移動をしていましたので、当然そうするものと思い、上着を羽織って待ちましたが、誰も現われず、「これは、自分で行けということかな？」と思い、恐る恐る輸液スタンドを押しながらエレベータを下りて、一階のレントゲン科にたどり着きました。ベッド上で起きあがった時や、室内トイレに行くくらいではあまり感じなかったのでしたが、禁飲食が続いていたせいか、足がふらつき、そのつど輸液スタンドを杖代わりに身体を支えなければなりませんでした。転倒や転落が現在のインシデントの上位であることを知っている私にとって、コール一本で患者を動かすそのやり方に加えて、安全性という意味からもこれは納得できないことでした。

知っていても行なわなければ看護とは言えない

冬期の暖房中の病棟に入院する患者にとって、療養環境のなかでのもっとも大きな苦痛は室内の乾燥でした。病室には、大きなデジタルの壁掛け湿度計がついていましたが、何時でもおおよそ三〇％台の前半でした。四〇％以上にするためにいろいろな工夫をしなければなりませんでした。室内空気の乾燥も理由の一つでしたが、全身に黄疸があったこと、その上、あの救急入院以来、一度も入浴をしていなかったので、頭も身体もかゆくてたまりませんでした。見舞いにきた友人が足浴と頭髪ケアをしてくださって、一時は人心地がついたのでしたが。

ただ拭けばいいというものではない

「おしぼり持ってきましょうか」という声をかけてくださった看護師はいましたが、一度持ってきていただいて閉口したので、それ以来お断りすることにしました。それは、病院の清拭車に入っているおしぼりって、実に不快な匂いがするのです。むれてそうなるのか、洗濯の不適さからくるのかよくわからないけど、あまりいい気持ちはしませんでした。

首筋やら胸元を拭いてもらうときは息を詰めていました。

左手には常時輸液が接続されているために、右手だけしか使えなかったのですが、蛇口から出てくるぬるめの湯で緩く絞ったタオルでも、そのほうが気持ち良いのです。退院してから、そのことを他の病院の看護師たちに話したら、「そうなんですよね。清拭車ってむれるからどうしても匂うんです」と。そんなこと知っていましたよという前に、何とか改善できないのでしょうか。

身体をきれいにし口から食べることの意味

そのようなとき、「手術前に一度家に帰ってみますか？」との主治医の言葉に、飛び立つ思いで一時帰宅をしました。まず、久しぶりの台所を一望して、野菜籠のなかのキャベツ、人参、タマネギ、セロリ、ジャガイモなどを洗って切って鍋に入れて火にかけてほしいと、家人に頼みました。実は、その日の朝から流動食が開始となって、二回の食事を済ませて帰宅したのです。

前後しますが、そのときのことをお話しておきましょう。看護師である私は長年、看護の基本は生活行動援助にあると信じてきました。ですから、禁飲食が解かれて、経口的に飲食をすることの意味と価値についての認識はかなり強く持ち、「流動物を口に含み、味わいながら飲み込むことで、輸液では体感できない生命力が全身にみなぎるのではないか」と、最初の一口をそれは楽しみにしていたのです。

このことは、「ねえ、点滴って生命を維持することはできるかも知れないけれど、生きる力にはならないねえ。やっぱり人間って口から食べなきゃ駄目なのよ」と、がん末期で誰の目にも明らかな終末期に、ご飯粒を一粒ずつ噛みしめていた患者のエピソード[1]とも重なります。

ところが、最初の朝の流動食は、その期待を見事に裏切るものでした。「口から食べる喜び」どころか、一口含んで、「何？　これは……」と思いました。まず、糊を薄めたようなのっぺらとした重湯、少し高齢の日本人にとって懐かしい香ばしい味ではありませんでした。スープときたら、鰹節でもなく昆布でもない、何のうま味もない薄い塩水といった味気ないものでしたし、それに市販のジュースというメニューでは、病人の生きる意欲を呼び起こすどころか、食事自体が苦痛になることだってあると思いました。

管理栄養士も誕生してからその歴史を重ね、ＮＳＴとやらが大流行の現在、あまりにも貧困な病院の流動食に怒りさえ覚えたほどでした。百歩譲って、病気のせいで味覚が鈍麻になっていたとしても、そうした患者でさえ、美味しく感じられる流動食を調理するのがプロというものではないでしょうか。加えて、消化器の病気で入院し、ずっと絶食であった患者が初めて飲食したというのに、食後の反応や味も量も確かめない看護師らの、食事への無関心な姿勢にも問題ありではないでしょうか。

こうして、輸液接続部をラップで保護して浴室で洗髪し、一週間ぶりに身体を洗った浴後の爽快感は、言葉で表わすことが難しいほどでした。頭髪を乾かしているあいだに、数種類の野菜の醸し出す香りのよいスープができ上がり、漉してもらって飲んでみましたが、その美味しかったこと。身体を清潔にして新陳代謝がよくなった上に、濃い野菜のエキス分が身体に吸収され、指先まで生命力がみなぎった感じがしたものです。

生活行動援助の価値づけと看護の専門性

看護師である患者Aの語りから見えてくる看護の状態が、もし現在の一般的な病棟の状態であるとしたら、看護師の専門職としてのアイデンティティにも危険信号が鳴り響いているといえるのではないしょうか。どのように困難が立ちはだかろうと、その困難を乗り越える力は「優れた看護の実践」(2)にあるとの思いは、現在も少しも変わりません。病む人間の苦悩にじかに触れて、その軽減を図る過程も、セルフケア能力に応じて、さまざまに工夫を凝らして行なう看護ケアも、その目標達成時に得られる看護独自の喜びこそ、看護を継続する強い力になっていると思うからです。

そうした思いから、私はこの三〇数年を「生活行動援助の価値づけ」に力点をおいて語り、書いてきました。しかし、Aの患者体験のナラティブを通した看護現場の様相は、患者の生活行動への目を曇らせ、直接的なケアを極度に減らしている実態を浮き彫りにしていると思われます。自宅で、自分で身体の清潔を図り、自家製のスープで元気を蓄えたあの看護師Aの感じを、ケアで体感させることこそ真の看護そのものです。熱い湯とタオルと熟練した技術があれば、対象がどのような状態であれ実現可能なケアなのです。

生活行動援助は、保助看法の二大看護業務に位置づけられている療養上の世話と同義です。つまり、看護師には法的にこれを遂行する責務があります。病気や障害や年齢を問わず、人間として至極当然な日々の営み（食べる、眠る、トイレに行く、話す、からだをきれいにする、身だしなみを整える等）を、専門職ならごくふつうにさりげなく行ない整えます。しかもこの面のケアは、気持ちよいケアに尽きるといってよく、また、受け手である患者の文化に合致して行なうことにより、その人らしさが保たれるのです。

この「至極当然な営みを、至極ふつうにさりげなく行なう」ということは、かつて筆者らの行なった〝療養上の世話の効果の研究〟のなかの排泄援助の専門性の研究(3)において強く印象づけられました。つまり、患者の求めるケアの質は、決して抽象的なものではなく、より現実的で具体的なケアの質であるということです。床上排泄を余儀なくする患者にとっては、排泄の世話のいかんは、療養全体のケアの質を左右するといってもよいものです。その患者の病態考察と患者心理を軸にして、さりげなく行なうのが専門職の行なう排泄援助です。こうした、気持ちよいケアを受けることにより、一人の人間として尊重され、その人らしさを失わずに療養を続けることができるのです。言い換えれば、安楽性を保持したケアにより、副交感神経優位のケア、すなわち免疫力、自然治癒力を高めるケアに通じるのです。

このことは生活行動援助すべてに共通であり、さきの看護師Aの語りにあるような、身体清潔に関しても、日本文化を基盤にした清拭は、入浴の代行としての清拭をめざすべきです。汚れを落として感染予防という意味だけではなく、入浴によってもたらされる心身のアウトカムを達成できる清拭をめざすべきでしょう。

そうなると、湯の温度、用いる洗剤、拭く強さと方向、ストロークの長さなどのエビデンスが看護研究の課題ともなります。同時に温熱刺激によるさまざまな看護治療的な効果についても、検討や研究を深める必要があり、その前提として、日々の清拭を単なる看護の日課の一こまとして行なうのではなく、専門職がそれを行なう意味についても考える必要があります。

「皮膚を丁寧に洗ってもらい、すっかり拭ってもらった後の病人が、解放感とやすらぎに満たされている様子は、臨床で良く見かける日常の光景である。しかし……その解放感や安らぎは、生命力を圧迫していた何ものかが取り除かれて、生命力が解き放たれた徴候のひとつ」[4]というように、身体の清潔ひとつとってみても、そのことで生命力が解き放たれるとしたら、そうした実感を日々の看護で、対象となる人に提供することこそ、看護の醍醐味とも言えるのではないでしょうか。しかも、患者はそのケアを通して看護の真価を身をもって知ることができるのです。

危険信号が鳴り響く職場環境に隠れて、看護師が自らの本務を怠るようなことが決してあってはなりません。怠っているのではなく、できないというなら、ナイチンゲールの次の言葉をどのように受け止めたらよいでしょう。

「その患者にとって何が看護となるかを看護婦が知らないとなると、患者としては、それを看護婦に教えるよりは、看護婦の怠慢をがまんしている方がはるかにましなのである」[5]。

看護のアイデンティティは、ごく日常的な看護ケアの実施によって確固たるものになることを信じて、まずは実践しましょう。実践できないというなら、それを阻むものを明らかにして、改善をするのが今を生きる看護師としての役割ではないでしょうか。

引用・参考文献

（1）東京看護学セミナー編著：現代看護の成果と課題、二四六-二四七頁、メヂカルフレンド社、一九七八.

（2）川島みどり：優れた実践活動を可能にする条件とは、看護実践の科学、二九（一）、一〇－一七頁、二〇〇四．
（3）川島みどり他：排泄援助の専門性とは、八八－九〇頁、看護の科学社、一九九八．
（4）F．ナイチンゲール、湯槇ます他訳：看護覚え書、一四九－一五〇頁、現代社、一九八三．
（5）前掲（4）、一七八頁．

二　看護主導の病院文化――安楽性を

はじめに

　あってはならない医療・看護事故が頻発し、これを契機に医療安全という考え方が職場に普及し、リスクマネジメントシステムの導入によるリスクマネジャーが誕生し、アクシデント、インシデントレポートが義務づけられました。患者の生命の安全と病状の悪化を防ぐことは、医療・看護の大前提であることは言うまでもなく、安全性に配慮した看護実践を行なうことが看護の職務のなかでいっそうの重みをもってきています。

　しかし、これを重視するあまり患者の安楽性への意識が薄らぎ、この面での実践がおろそかになっている状況もあります。医療専門職のなかでもっとも患者の近くにいる者として、看護独自の領域である患者の安楽性に関する認識を高め実践することこそ、患者のＱＯＬに資するとともに、看護師のアイデンティティに通じる道です。

安全は医療・看護のプロセスであってゴールではない

一九九九年一月、横浜市立大学附属病院での手術患者取り違え事件、翌月の東京都立広尾病院での消毒薬誤薬事件に続いて、「医療過誤による死亡者数は、交通事故死よりも乳がんによる死亡者数よりも多い」（アメリカ）との報告が出されました。これらを契機に医療安全に対する病院関係者らの関心が高まる一方で、医療訴訟数が増大するアメリカでの保険会社誘導のリスクマネジメントシステムが日本の医療界にも導入されました。

しかし、医療事故はそれ以前にも頻発していました。私たち（東京看護学セミナー）が事故事例の検討を始めたのは一九六〇年代半ばのことでした。事故の要因、背景を探り、再び同様の事故を起こさない教訓を引き出すことにより、安全な看護技術の構築を目指すためでした。技術化をはかる上で、「失敗を科学的に反省するということは科学的実践の根拠であり」「いかに善意をもっていても、いくら熱心に勤勉にやっても成功するとは限らない。そのときの目的に合うように客観的法則性を意識的に適用するということに根本があり、それが失敗すれば何処かがまちがっている。ここに技術の特徴がある」(1)との言葉をよりどころにしました。

この時代に医療に携わる者の多くは「医療は安全であり事故は起こらないもの」と考え

るのが一般的でしたから、不幸にして事故が起きた場合、病院の名誉にかけてこれを隠蔽することがふつうでした。したがって、事故事例を集めることは至難であり、そうしたことに関心を持つ者は異端視されもしたのです。そうした状況下で、報道された事故事例や判例などをはじめ、セミナー会員自身が出合ったヒヤリハット事例を持ち寄って検討し、看護系の雑誌にその全容を報告しました。著書も出版しています。[2][3]

年月を経て、現在ほとんどの病院が医療安全を掲げていることに一種の感慨すら憶えます。とはいえ、その医療現場で、患者の生命の安全、あらゆる医療行為のプロセスの安全を担保しているとは限りません。むしろ、形の上での医療安全を追い求めて、本来の医療・看護のコアとなる部分が脅かされているために、別の面での安全を脅かす要因をつくっています。コアとなる部分とは、安全性と並んで看護の柱となっている安楽性の考え方と実践を指しています。

安楽と安楽性

一般に教科書や看護計画に記述されているのは、「安楽」であって「安楽性」ではありません。つまり、看護の大きな柱である〝苦痛の緩和をはかる〟手段を一まとめにして安楽（comfort）という用語で表現しています。筆者らが、この安楽という概念に迫ったのは、前述の事故事例の検討から安全性への問題意識の高まりとともに、これと切り離すことのできない安楽をはかる重要性に気づいたことによります。安楽といえば、感覚や姿勢におけるマイナス要素を排除した、痛くない、かゆくない、寒くなく暑くない、そして体温は生理的範囲内で、姿勢が楽であるといった状態をイメージすると思います。

辞書には「安らかで楽しい」とあるように精神面での気持ちよさが重視される面もあるでしょう。何よりも「安楽」という感じはその人の主観であり、これの評価についても関心の一つでした。

そこで、「この人は安楽そうに見える」という具体的場面を問いますと、看護師の多くが全身清拭によりもたらされる患者の状態をイメージしました。全身清拭は、入浴のできない患者に対して、ベッド上で身体の清潔をはかる行為であることは周知です。基礎技術のなかのベッドメーキングの次に教えられる技術でもあり、これによりどのような感じであるかを、学生自身が体得したものでした（あえて過去形で述べるのは、昨今の基礎技術教育のなかでの清拭技術に関する教育のあり方に問題を感じているからです。ここでの詳述はいたしません）。専門職が実施する清拭は、単に汚れや汗を落とすだけではありません。

入浴中に実感するくつろぎや爽快感をもたらし、副交感神経優位による消化器系臓器の活発化、ナチュラルキラー細胞活性化により免疫力を高める作用をもたらします。となると、安楽とは、苦痛の軽減や疼痛の緩和とともに、日常的な営みを通してもたらされるより人間的な感じ（状態）に加えて、病人の場合には自然の回復過程を整える手段にもなりえなければなりません。そこで、単なる安楽ではなく安楽性という幅広い概念としてとらえるべきであると考えたのです。

安楽性を念頭にして安楽をはかる技術を

幅広い概念であるからといって、狭義の安楽すなわち苦痛の緩和や不安の軽減についての手を緩めてはなりません。人間の苦痛は、身体面のみならず、精神・心理面、社会面ならびにスピリチュアル面にも及びますから、環境の不適応や人間関係などによるつらさを含めて軽減することを忘れてはならないのです。また、看護において安楽をはかるということは、医師による診療行為の一環としての麻薬や麻酔薬による苦痛軽減とは質を異にするものです。すなわち、安楽という状態は、定性的に測れるものではなく、相対的な概念として理解する必要があります。仮説的に述べると次のようになります。

（一）安楽とは、流動的な概念であり固定した状態ではない。
（二）安楽とは変化が媒介する段階的な概念である。
（三）その本人自身の選択の意志を尊重することは安楽に通じる。[4][5]

では、看護技術における安全と安楽との関係はどのようなものでしょうか。かつて私たちが考えたのは次のようです。「看護技術は安全と安楽の二要素を持ち、一つは、病人の安楽をはかる日常生活行動の援助技術であり、いま一つは、医療チームメンバーの一人として安全性を確保する立ち場で行う診療補助技術である」。「各々の看護技術は、構造的に安楽と安全の二側面を持っていて、看護実践のプロセスは安全で、アウトカムは安楽が得られるということである」[6]。

したがって、「看護における安楽性とは、単に苦痛や不快や不安がないというだけではなく、病気、障害、年齢のいかんにかかわらず、幼い頃から身についた生活諸行動を支障なく行なうことができ、人間の尊厳を維持して個別の生活様式に添ってより人間らしい生活ができること」です。

安楽性を疎外する要因としての医療安全

概念としての安楽性には、苦痛の緩和とともにその個人の人間らしい生活の保障が含まれています。しかし、昨今の医療現場の様相は、もっとも人間疎外の状況が進行していることも事実で、その例証を私の担当している認定看護師研修講座の課題レポートに見ることができます。それは、「看護師の良心に照らしてこのような事象はあってはならないが、現実に起きていること」について、当該する者（患者、家族、看護師ら）の一人称で書くことを課しています。授業では、その内容をグループで共有して検討し、そこから看護倫理の課題を探ることにしています。九年にわたって一、〇〇〇例を超えた事例に目を通しましたが、本来あってはならない事例の共通の要因を、医療安全に基づく病院ルールを挙げている場合が多くあります。背景の異なる施設の看護師らが書いたものであるのに、共通の事例は幾つもあります。

・尿意が自覚できるのに危ないからといっておむつを強いられた患者。
・下半身がかゆいので濡れたおむつを外そうとしたら両手を縛られてしまった患者。
・夜中にからだの向きを変えようとしただけなのに、ベッドから落ちると危ないといわれて……身体拘束された。
・面会に来た小学一年生の孫と切り紙細工をしようと準備していたら、はさみを取り上げられた。

このように、患者の個別の人間性の尊重をはかれない理由として、「危険だから」という理由を挙げて疑問に感じない医療風土がつくられてしまったのです。しかも、そのほとんどが潜在的で管理者の耳に届きにくいのは、高齢化と重症化の進む入院患者の状況と、在院日数の短縮がもたらしていると思われます。患者や家族からのクレームがないからと言ってすまされるものではありません。

個別の人間らしさを担保する生活行動援助こそ安楽性の要

人間として人間らしく生きていく上での日々の営みを、病気や障害や高齢にかかわりなく遂行できることは、自尊感情や闘病意欲に通じます。ナイチンゲールが、「皮膚を丁寧に洗ってもらい、すっかり拭ってもらった後の病人が解放感と安らぎにみたされている様子は、生命力を圧迫していた何ものかが取り除かれて生命力が解き放たれたまさにその徴候の一つ」(7)と述べているように、看護における生活行動援助技術の有用性は、その行為自体が患者の自然の回復過程を整えることにあるのです。

また、病気や手術後の患者の苦痛の最たるものが、自分で自由に行なってきた営みを他人に委ねなければならない苦痛です。したがって、安楽性の実現をはかるケアは、日常の生活行動援助の技術に包含されていることを理解しなければなりません。ですが、習慣化され日常的に反復されているために、通常は本人すらその大切さを認めにくい面がありま す。何よりもまず看護師が、生活行動を支障なく行なえることの意味、すなわち人間として生き、人間らしく生きていく上でもっとも基本となる営みであることを認識し、この援助技術の価値についての説明ができるようにすべきだと思います。しかし現実には、診療報酬の先導による無資格者（看護補助者）への無自覚的な業務委譲が進んでいる向きもあります。それによって患者の受ける損失の大きさを看護師は自覚しているでしょうか。

リディア・ホールは、生活行動援助を身体の直接ケアと表現し、「その意図は安楽を与えること」であるとして、ジェンローズ・アルファノとともに、職務志向の看護と専門職志向の看護を比較しました。すなわち前者は「身体への個人的なケアの大部分を専門職ではない人たちに委譲してしまい」、後者は「身体への個人的なケアがもたらす安楽という要素とこの行為から生まれる個人的な接近の機会は、成長、治癒、及び学習を助長する好機であるため、生理学的な面ばかりではなく、患者の感情や心配ごとに関しても状態改善を促すことができると考え、身体への個人的ケアに関連して安楽を与える全てを遂行する」(8)と述べました。

おわりに

これからの超高齢化による疾病構造を予測した病院医療を展望すると、高度急性期医療から慢性期にシフトすることは必須であり、在院日数の見直しも始まるでしょう。

安全文化を医療現場に取り込んだ経緯に学びつつ、安楽性の考え方を病院医療に普遍化することこそ、患者の尊厳ある生に責任を負う看護師としての責務でもあります。しかも優れて今日的課題であり、看護師が看護に専念することを通して実現可能でなのです。

引用・参考文献

（1）武谷三男：科学と技術、二六一頁、勁草書房、一九六九．
（2）東京看護学セミナー編：看護における安全性、医学書院、一九七四．
（3）川島みどり、桑野タイ子：救命と看護、医学書院、一九八二．
（4）川島みどり編：看護技術の安楽性、一七－一九頁、メヂカルフレンド社、一九七四．
（5）川嶋みどり：生活行動援助の技術 改訂第3版─川嶋みどりコレクション、一九－二三頁、看護の科学新社、二〇二二．
（6）前掲（4）、一一－一二頁．
（7）フローレンス・ナイチンゲール、湯槇ます他訳：看護覚え書、改訳第六版、一五九－一六〇頁、現代社、二〇一〇．
（8）ジェンローズ・アルファノ他：看護とリハビリテーションのためのローブセンター、一九－二〇頁、五九頁、看護の科学社、一九八四．

三　優れた実践活動を可能にする条件とは

はじめに

医学の知識は日々更新され、新しい技術導入のテンポも早く、病院に足を一歩踏み入れて目に入る看護師らの姿は、まるで仕事を追いかけるように、顎を突き出し足早に風を切って歩いています。これほどまでに、真面目に仕事に向き合い、日々向上を目ざして働く職種もまれではないかと思いますが、いまだに看護への社会的な評価が正しく行なわれているとは思えません。

一方、人権尊重、情報開示等の言葉が飛び交うなか、医療事故報道がいまだにあとをたちません。今一度看護の現場の様相を正しく認識しておくことの必要性を痛感しています。急テンポで進む高等教育とともに、理論に裏づけられた質の高い看護がベッドサイドで展開されるはずだと、誰もが期待していましたが、それは一種の幻想であったのでしょうか。

入院体験者が一様に語るのが「最近の看護師さんは患者の身体に触れなくなった」といい、外来通院者は「外来には看護師さんの姿が見えない」といいます。

こうした状況を生み出す一つに、高度化する医療技術とともに、政策誘導ともいえる効率性に価値をおく医療風土の形成があると思います。これは、個を尊重する看護本来のありようとはまったく馴染まない環境です。第二に、そうした環境の激変はもとより、高齢化と重症者比率が高まるなかで、複雑化する患者のニーズに対応しきれない看護師の実践能力の問題があります。第三は、第一の要因とも関連しますが、一人の看護師の能力を遥かに超えた日々の業務の煩雑・過密さがあります。

しかし、どのような条件下であれ、多くの看護師なら誰でも願うことは、「優れた看護を実践する」ことでありましょう。そこで、その意味とこれを可能にする条件について考えてみることにしました。

「石にかじりついてもこの仕事を」の源泉

ふつうの病院のふつうの病棟を垣間見るだけでも、そこで働く看護師らの日常の大変さがひしひしと伝わってきます。大変さと一口に言っても、これを見る人の立場によって異なることも事実です。よく聞く「看護のお仕事って大変ですねえ」という言葉にしても、看護師の仕事の実態を正しく把握された上でのことではありません。家族の入院経験をした人から言えば、その「大変さ」は、必要時に必要なことをしてもらえなかった不満の裏返しでさえあります。

当事者である看護師からみれば、その大変さの程度によっては時に達成感につながることがあるのも事実ですが、終わることを知らない泥沼のような大変さが続くと、やがてそれは不全感から燃え尽きへと移行し、離職にも通じることはよくあることです。

このように、看護の仕事の大変さは今に始まったことではありませんが、大変さの質が著しく変化している事実を見ないわけにはいきません。ともかく一定の時間内に猶予なく処理しなければならない事柄の過密さ、事故防止策の一環として推奨される指差点検に象徴されるマニュアル思考の常態化など、身体的な労力以上にストレスフルな環境の悪化が進行しつつあります。だからといって、労力緩和のための手抜きに甘んじていたら、ますます不全感がつのることも目に見えています。「だからできない」のではなく、昔からいわれているように「石にかじりついてもこの仕事を」という気概を持ち続けたいものです。その気概の源泉こそ優れた看護実践にあるということを再確認しましょう。

優れた看護実践のイメージ

優れた看護を実践すれば、何よりも看護の受け手の幸福に通じるのは当然であります。同時に、その実践を注意深く観察すると、そこには他の実践に通じる普遍的な要素を含んでいます。たとえそれが一回限りの実践であっても、後日「あのときのあの事例（経験）と同じ」という共通性を含む事例であることが多くあります。つまり、そのときに特有な状況や状態のもとでの出来事や体験であったとしても、そこから引き出される真理は年月を経て有用であるということです。しかも、優れた実践には、経験の差はあまりないということも強調しておきたいと思います。今なお鮮明に「優れた看護実践像」として脳裏に浮かぶ事例を紹介しながら考えてみることにしましょう。

体外人工食道を工夫した学生のセンスと実践力(1)〜(3)

当時学生であった角張が受け持ったY氏は、食道・噴門部切除術後二週間を経ていて、分泌物の排泄孔としての食道瘻と、エネルギー補給のための胃瘻が造設されていました。胃瘻からは濃厚流動食の注入中でしたが、下痢が続いて夜間もトイレ通いで不眠がちでした。学生がY氏を受持患者として選択したのは、経口摂取ができずいらだっているYさんを見て、「口から食べられない辛さ」に共感し、「人間にとって基本的な欲求である食事、排泄、睡眠が満たされない患者を通して〝看護とは〟を考えたいと思ったから」とノートに記しました。病棟のスタッフのあいだでのY氏像は、高齢でぼけているとか、意固地になっていると評価されていました。

そのY氏も、最初から不機嫌であったわけではありません。受持患者選択のための患者訪問時の様子を、角張は次のように述べています。「『はじめまして……』と挨拶すると、出身地を聞かれ、私が東北の三陸海岸の近くであることを話すと、気仙沼の歌詞の出てくる歌を何回も歌いました。情報収集時に、史学研究と旅行が趣味であることを知って、地方の名所旧跡にも詳しいことが理解できました」。

当時、この病棟では、食道再建術施行までは経口的摂取は一切禁じられていました。しかし、胃瘻からの流動物注入が始まった頃には、「一時期食べられないのは、病気を治すために仕方がないこと。体力の回復後に食道再建ができれば食べられるようになる」といい、「飲みたい」「食べたい」という要求はほとんど出なかったといいます。

ちょうど学生の実習が始まった頃より、イライラ感がはじまり、同室者の食事場面や日常会話のなかで食物の話が出ると「うるさい！」と大声を上げ、唾を吐き出すなどしました。学生は、このような行動は、食べられないことからくる欲求不満の現われと受け止め、乳酸飲料やジュースなどのうがいをすすめました。その結果「美味しい、生き返ったみたいだ」という味覚に対する喜びの声が聞かれました。しかしうがいだけでは飲み込むことができない。「口から飲めないのは人間ではない」との苦痛の声が聞かれるようになり、また異常言動が始まります。

術後三週目、トイレに一時間以上すわり続けているかと思うと、「窓のところにラクダがきて水をがぶがぶ飲んでいる」と言ったり、下半身裸で廊下に出るなどの行動が反復されました。全身脱力感強く、呼吸があらく脈拍不整、手指の振戦が見られました。脱水による電解質のアンバランスが検査成績からも明らかで、異常行動は、脱水によるものとして、補液の増量がされています。

一方学生は、当初からの食べられないことへの欲求不満を何とか解消しようと、分泌物の排泄孔としての食道瘻にラパックや小児用採尿袋を貼り付けたら、咀嚼や嚥下ができるのではないかと考えました。臨床指導者に相談し医師の許可も得られてこれが実現できました。経口摂取した流動物は、食道瘻経由で体外に装着したラパック内に入るというわけです。Y氏は、久しぶりに茶や重湯を飲み込み、「一か月ぶりに生き返ったみたいだ」と、涙を流さんばかりに喜びました。こうして経口摂取が可能になったY氏は、精神不穏状態もなくなり、電解質データも正常値を示すようになったのです。

「優れた看護実践例」としてこの事例を取り上げた理由は次のようです。

（1）口から食べられない患者の気持ちに共感し、何とか食べることはできないものかと、文字通り患者の立場に立って考え続けたこと。
（２）患者にとっての必要を実現するためにさまざまな努力（文中にはないが）を、教師とともに行なったであろうこと。
（３）生活行動援助のなかの食事援助に関する重要なエビデンスを示唆する内容の実践である。

つまり、Yさんは、胃瘻から流動物を注入している状態で、経口摂取への欲求不満と電解質のアンバランスが起きている。頻繁な下痢は、「食べられない」ストレスによることも考えられる。その結果脱水状態となって不穏状態をも招いた。ところが経口摂取が実現したら下痢も止まり、電解質が正常に復帰したことは何を意味しているでしょうか。

前記の実践は一九七四年の実践ですから、三〇数年前のものです。しかし、これを古いと言って見過ごすわけにはいきません。基礎教育面からも学ぶべきことは多くあると思うのです。この事例が発表された以後、カリキュラムは再三改められ実習形態や指導方法も改善が進んだはずですが、実習内容はどうでしょうか。「学生だから」「実習だから」という制約のもとで、それが患者にとって正しく必要であるとわかっていても、実行できないケアプランではないでしょうか。

このときの臨床指導者であった小野寺は、病棟に配属されてはいましたが、病棟業務からは完全にフリーの立場になっていました。そのことが、学生の疑問に随時答え、問題が生じたら、即時病棟の立場で調整したり解決したりできたともいえましょう。とりわけ、学生の気づきから生まれたY氏への体外人工食道（ラパック）装着という対処法は、小野寺自身も未経験であったというのに、学生と同じ目線に立ってともに考え努力することを惜しみませんでした。指導者としての姿勢に感動します。

また、学生の発想であったラパックや、小児用採尿袋などを用いた体外人工食道装着を、どのようなプロセスがあったにせよ、許可したY氏の主治医を尊敬します。この事例は、私たちが行なった東京看護学セミナーの公開セミナーで発表されたもので、その学生角張純子さんと、指導者の小野寺綾子さん両名の発表とともに、参加者のあいだでの討論を行ないました。

食道再建術をせぬまま退院されたY氏は、スパラレルチューブを装着し、食欲もあって自宅で元気に余生を過ごしているとの報告を、喜びを持って語ってくれたあの日のことを、今もはっきりと記憶しています。人間にとって食べるという行為は、「咀嚼し味わい飲み込むこと」であることを教えた優れた実践例です。しかも、これは学生の実習中の実践例であったことを共有しておきましょう。

ベッド上絶対安静患者の清拭へのチームアプローチ(4)

術後、六週間の仰臥位ベッド上安静保持で頭頸部は絶対安静保持が必至であると聞けば、その苦痛の大きさのみならず、それによる心身への影響のすべてを配慮した看護計画に添ったケアが必要です。つまり、この患者S氏（五一歳女性）は、後縦靭帯骨化症で、頸椎前方固定術の手術を受けました。術後、天井を向いた仰臥位のまま、食事も排泄も全面介助のもとで行なわなければならず、循環不全、筋萎縮、筋肉疲労、関節拘縮や変形、褥瘡や便秘等々、同一体位によるさまざまな身体的なリスクに加え、動けないストレスに加えて予後への不安、そして精神諸活動の低下など、精神面で起こり得る問題も多く予測できました。

そこで、①褥瘡を絶対作らない、②筋の緊張による筋肉疲労を最小限にする、③患者とのかかわりを密にし、闘病意欲を低下させないという目標を掲げ、毎日清拭を行ない、週一回は背部の熱布清拭を行なう計画を立てました。しかし、ここの看護師らのなかに頸椎前方固定術の術後の看護を体験した者は一人もいませんでした。文献や医師からの説明により、病像を理解しても、頭頸部の安静を保持した安全な清拭についての知識も経験もなかったのです。そこで、他院の経験豊かな看護師を招いてデモンストレーションを企画し、主治医の参加も求めて実施しました。清拭の手技や手順の詳細は、文献を参照していただくとして、優れた看護実践の根拠とそれを可能にした条件について考えてみたいと思います。

本実践が何故優れているといえるか

①術後の患者の状態をイメージしたスタッフらが、計り知れない苦痛の大きさを共有した上で、「その苦痛に耐えながらの六週間仰臥位での闘病が、少しでも安楽に過ごせるための具体的な方策」を考えた結果が安全な清拭であった。そして、実施するための方策を真剣に考えた。

②S氏の病態から、安全な清拭を実践するためにはチームアプローチが欠かせないとして、全員がその方法を熟知し実践できるための学習を計画し、そこに医師をも巻き込んだ。ここには優れたリーダーシップが存在している。

③とりわけ背部の熱布清拭に対しては、仰臥位のまま全身を人力で水平に持ち上げると言う方法を編みだし、週一回のこの機会にベッドごと交換して安楽を図っている。

④新しい試みを含む一連の実践から、今後、かなり困難な問題を持った患者の清拭、ならびに長期臥床患者の安楽を図る法則性に通じる教訓を言語化した。

この看護実践のなかでも、週一回の背部の熱布清拭は人手もさることながら、慎重な手技を求められました。身体の水平挙上時に、頸部を牽引しているのと同様の技術が必要であり、同時に自信を持った確実な技術を用いないと、患者にも看護師の不安や緊張が伝わってしまいます。チームがもっとも神経を使ったと思われるこの背部熱布清拭の成果を、患者S氏は、「おしりの方からお湯が吹き出すような感じがあって、とても気持ち良かった」「ブロックマットにお湯を含ませ、その上に乗った感じ」と、実にリアルな表現で述べています。二四時間身動きできない苦痛に直面している人の言葉だけに重みがあり、優れた看護実践への最大の評価といえましょう。

この事例の病棟婦長は、先の角張の実習指導者であった小野寺です。

気持ちが良かったら親指を立ててみてください

私たちの研究所での看護音楽療法が、七年半目の、二百回のセッションを重ねた時のことでした。在宅療養中の、主としてパーキンソン病患者さんたちを対象とし、看護師と音楽家（ピアニスト、ハーピスト）、そして静的弛緩誘導と運動誘導の専門家らのチームアプローチです。来室された患者を迎える固有のメロディが、その人のその日の体調や心の動きをたずねるように演奏されるなか、前回のセッション以後の変化を聞きながら、バイタルサインの測定を行ない、手浴に浸した手掌のマッサージや指圧を行ないます。次いで個々の病状や身体機能に添ったプログラムを、看護師であるインストラクターがリードしながら進めていきます。

身体の動きを誘導し気分を高揚させる軽やかなリズムに身を委ねながらの「動」に続いて、薄暗くした照明のもとでのリラクセーションタイムは、心に寄り添うハープの音色。

「からだほぐし」は「心ほぐし」「心が開けばからだも開く」楽しいセッションを目ざしてきました。そこには、確かに目で見える技術と、目には見えないものの、確かに看護の本質に触れる技術過程が流れていることを実感してきました。

一人の患者に集団で集中するひととき、主役は患者さんその人です。平均約二五分のセッション中、予期しない大きな変化に目を見張ることも少なくありません。たとえばM氏が見せてくれた反応です。M氏は脳卒中後パーキンソン症候群を持つ高齢者です。発症前は、民俗学的なわらべうた収集家として活動されてきました。当初から諸筋の緊張と固縮で表情が固く、問いかけに対してもほとんど反応はありません。発語もまったくなく流涎が著しい状態でした。立位は不能なので、身体ほぐしの後、看護師が抱きかかえるようにしてトランポリン上に座って上下動に合わせて介助していました。

ある日のM氏のセッションも終りに近づいた頃でした。上下動を終えてリラクセーションタイムに移行し、ゆるやかなホフマンの舟歌のメロディに合わせて、トランポリン周囲にいた看護師らが、左右交互にたゆたう波のような揺らぎを続けました。M氏は、セッション前とはうって変わった穏やかな表情でその波に身を委ねていました。やがて、目覚めのリズミカルな調子とともに明るくなった照明のもとで、背後から介助していた看護師が「Mさんいかがでしたか？　気持ちよかったら親指を立てていただけますか」と、声をかけました。M氏はすかさず親指を立てて見せたのです。

一瞬の沈黙の後のどよめきと歓声、そしてすすり泣きの声が周囲からわき上がりました。「すごーい！　Mさんありがとう。応えてくださったのですね」と、涙声で語りかける看護師ら。セッション開始から数か月目の結果でした。

こうして、看護ケアそのものが疾患を治癒させることはなくても、ケアによりその人の可能性が導き出されるのです。その日のM氏の反応は、音楽をバックにしながら続けてきたこのケアの有効性を明らかにしてくれた一場面であったのです。研究的実践を重ねている私たちにとっては、まさに珠玉の一例であるとともに、看護学研究は、よりよい看護実践追求の過程であることを如実に示すものといえましょう。

M氏の変化を導いた看護実践から引き出せる法則性

①Mさんの社会的背景を考慮して、スタッフ全員が彼を「先生」と呼び、車椅子で入室時には誰もが歓迎して彼を迎え入れる意志表示を鮮明にしている。

②Mさんの仕事に関係のあるわらべうたをアレンジメントした曲目を選び、スタッフらが声を出して歌うようにした。

③決して返事を強要せず、自然体でセッションが楽しく進むよう配慮した。

④トランポリン上での動きを、直接介助する看護師とギャラリーの看護師らが曲調に合わせてタイミングよく変化させたこと。

現代医学では治癒の見込みのない、特定疾患をはじめ症状固定している患者さんへの、音楽演奏下でのケアは、支持、肯定、積極的傾聴、存在など、ケアリングの下位概念を多く含むアプローチです。顔色やまなざしや表情などからの変化を通して、その日の体調や心理面での状態を推察します。在宅の特性から家族の存在を常に意識しながら、介護の状況を把握することも欠かせません。この七年余の実践を通してスタッフらの学びの大きさは計り知れないものがあります。ここでのかかわりを優れた看護の一例に加えることは、客観的にも許されると思うのです。優れた看護がもたらす喜びは、看護師にとって最高の価値であることを、改めて強調したいのです。

優れた看護実践を可能にする条件とは

一方、あまりの密度濃い日々に押しつぶされそうで、看護の喜びを体験するゆとりがないばかりか、そうした願いさえ忘れそうだと言う思いを語った看護師もいました。「人工呼吸器が四台作動していて、定時のおむつ交換を必要とする患者さんが二〇名。昼夜を問わず専門職としての良心に恥じない仕事を全うするにはほど遠い条件下で働いているのです」。定時になったら、師長以下タイムカードに刻印してから、再びナースステーションに戻って残務を行なうのが慣習になっている職場もあると聞きます。

「良質で効率的な」という言葉が示されて以来、人数を増やすよりも質を高めることが先決との考え方が浸透したのでしょうか。それとも、一般企業のリストラ報道に影響されてか、医療現場の看護要員数についての論議の声があまり高くないような気がしています。かつてヴァージニア・ヘンダーソンも、「優れた看護ケアをしたあとには、満足感を覚えるものですが、それと同じように仕事のなかで創造力を養ったり、成長したりする機会のあるような労働条件をつくること」(5)と述べています。

看護師が社会に貢献する道は、優れた看護実践あるのみともいえましょう。先に述べた「石にかじりついても」という根性と同時に、専門職としてのプライドを貫徹し得る条件を整えることの重要性は論をまたないでしょう。

また、今回「優れた看護実践」を具体的に考える上で振り返った例の共通点は、①創造性を基盤にした働きかけであったこと、②看護以前の人間としての思いと、専門職としての知識・技術が統合されていることであるといえます。そして、いずれも、慎重さと忍耐心と感性が持続されたからこそ期待した目標が達成できたといえます。

引用・参考文献

(1) 小野寺綾子：学生の学びを通して—臨床指導体験から、特集・第十一回東京看護学セミナー―公開セミナー―、看護の科学、三(八)、一〇-一五頁、一九七五.

（2）角張純子：食べることが阻害されていた患者への援助―体外人工食道の工夫を試みて、特集・第十一回東京看護学セミナー公開セミナー、看護の科学、三（八）、一六–二〇頁、一九七五．
（3）ディスカッション：食べることと生きること特集・第十一回東京看護学セミナー公開セミナー、看護の科学、三（八）、二一–二八頁、一九七五．
（4）小野寺綾子他：ベッド上臥床を余儀なくされている患者の清拭、連続特集・患者の清潔は保たれているか、看護実践の科学、一二（五）、二二–二七頁、一九八七．
（5）ヴァージニア・ヘンダーソン、池田明子他訳：看護の卓越性、看護の本質、五四頁、現代社、一九八一．

四　看護が〝変質〟する前に考えておくべきこと

――看護技術と心電図との相関

医師や看護師の指先で知覚する脈拍の数や性状、そして聴診器を通して把握される所見は、いわば人間の五感をツールにした観察手段であり、その当事者のみが知り得る主観的データです。しかも、観察した個々の特性によるバラツキがあることを防げません。これに対して心電図は、心臓の活動電位の時間的変化を、オシログラフ上で表わすことにより、客観的に得られた情報であるため誰もが共有できます。今や、不整脈や狭心症、心筋梗塞などの発見や部位の診断になくてはならないものとなっているばかりか、循環器疾患に限らず、一般的な検尿や血液検査と並んで基本的診断技術の一つに位置しています。

ただ、誰が見ても同じ波形やリズムであっても、これを判断する人間の能力差によって相違が生じます。そこで、エレクトロニクスの進歩とともに多機能化した心電計は、即時的な波形を読み取るだけではなく連続監視を可能にし、その上、内蔵されたコンピュータにより、その変化を自動解析して、異常発生の場合には自動的に警報が作動されるシステムも組み込まれるようになりました。

こうして、当初はＩＣＵやＣＣＵなど、限られた場での活用でありましたが、昨今では一般病棟でも、モニターを装着した複数の患者の状態を、ナースステーションで同時にモニタリングできるようになっています。そのためもあってか現在の看護師にとっては、その場で測定する心電図よりも、連続的監視装置としての心電図モニターのほうがなじみ深くなっているようです。

看護師と心電図

自動的な観察装置の導入で、人間の集中した観察力よりも遙かに精度の高い観察が可能になったのは喜ばしいことですが、そのことにより、重症者の病状把握に伴う看護師らの緊張は軽減されたのでしょうか。私の疑問に対して得たのは、「二四時間モニタリングのため、その記録に時間をとられるようになって、かえって忙しくなった」「機器の管理をする仕事が増えた分大変」という、複数の看護師の言葉でした。サンデロウスキーもまた、「監視装置の導入によって看護師の時間と労力が節約されるはずであったが監視装置を装着した患者の安全と安楽、監視装置から得られる情報の信頼性を確保するために費やされる実際の看護師の時間と労力は増大した」[1]と述べています。

そこで、実際に看護師らが日々の業務の中に心電図をどのように受け入れ、どのようにつきあっているのかを知るために、現場の状況や率直な意見を聞いてみることにしました。ある研究会での休憩時間に自由に記述してもらったものですが、何れも十年以上の経験を持った看護師らでした。

(問) 心電図の普及は看護にどのように影響していると思う?

〈プラス面〉では、「自分で観察してアセスメントするよりも、心電図による情報のほうが信頼性が高いので安心できる」「患者の急変を早期に発見できるようになった」「患者の状態把握の情報として、手指による脈拍の観察よりも精度を上げた観察が可能となった(手術後、重症者、心疾患)」「訴えのない患者の異常の早期発見ができる」「モニターを通して複数患者を同時に観察することができるようになった」。「看護ケアの前後の患者の身体反応の一つとして活用できる」。「重症化の予測が可能となった」など、精度の高い観察による信頼性と、客観的な患者の状態把握の手段として便利に活用している回答が多くありました。

〈マイナス面〉では、前述の器械の導入による新たな業務の増加とともに、グラフの読み取りの判断の難しさ、読めないことへの苛立ち、器械によるデータの依存で看護師の観察力が鈍ってきたなどとの答えが注目されました。また、アラームを消音しているため異常に気づかない場合があったり、患者自身がベッドサイドモニターの波形をみて心配するなど、新たな看護問題への影響を述べていました。

機械化による看護の変質

なかでも、「波形のみの観察に終わり、直接患者に接して観察することが少なくなった」との回答から、私は三〇数年前に抱いた危惧感を思い出しました。一九七〇年代半ば、第二次医療技術革新と呼ばれる自動化システムの医療への導入により、病院でもＩＣＵやＣＣＵの設置を見るようになり、看護現場に機械化の兆しが見えた頃のことでした。

危惧感の第一は、患者と看護師の間に器械が介在することにより、患者の身体に触れて把握する観察の機会が減るのではないかということでした。看護にとって観察は、単にデータ収集のためだけではなく、貴重な患者とのふれあいの場でもあるからです。

心電図以前の一つの例として、自主検温の是非をめぐる討論がありました。検温と呼んではいますが、体温測定だけではなく脈拍や呼吸状態の観察を含むことは、看護師なら誰でも知っています。それ以外に、患者の状態を直接目で確かめ、要求や思いに耳を傾ける場でもあります。しかし、セルフケアという名目と、何よりも繁忙化する看護業務整理の対象ともなって登場してきた「自主検温」でしたので、当時さまざまな論議を呼びました。それでなくとも患者と接する機会が減っているのに、検温の機会すらなくなったら、一日中患者と接することがなくなるのではないかという思いが看護師らの胸をよぎったのも無理はありません。

同様に、心電図のモニタリングにしても、新しい器械の操作とデータの読み取りに習熟するためのトレーニングに集中するあまり、機器装着による同一体位の苦痛や、コード類による拘束感など、患者の不安に気づく感性が次第に鈍くなっていくのではないかと、心ある看護師らは気づいていました。

つまり、身体に直接触れ、皮膚を通して安楽を実現するケアの本質が、医療機器の介在によって次第に変容していくことへの警戒心が強くあったのです。しかし、あまりにも急テンポな自動化や機械化システムの進行は、そうした恐れや疑問すら抱かせないような職場風土をあっという間に形成したともいえましょう。

したがって、職に就いた時から機械化された状況のもとで働く若い看護師らにとっては、かつて諸先輩が抱き続けた危惧感や、看護の変質に通じるような状態を憂う思いを、理解できないのは当然かも知れません。だからこそ、今一度、看護本来のありようを尺度にして、心電図を始め、さまざまな器械や自動装置と看護との関係、器械を介在させた患者と看護師関係について考えて見ることは、きわめて有用であると思うのです。

人間が人間を観察する意味

観察とは、「能動的に対象を注視してもたらされる知覚の集中」(2)といわれるように、その基本は、人類の誕生以来、生命を脅かすものを察知するために、感覚器官をとぎすまして自然界での諸刺激を受け止め、その意味するものを解釈したのが始まりでした。つまり、複数の感覚器官で得た情報が相互に比較検討・統合され、その結果として一つの解釈に到達して感覚的知覚が成立します。ついで、感覚・知覚の総合的解釈を経て、過去の経験に基づく記憶や予測を媒介として総合的な知覚が成立します。

その入り口が直観であり、看護の世界では「気づき」と呼ばれてきました。この気づきの感度は、後天的なトレーニングにより高められますが、まずそのもの（人）に直接触れることを通して育っていきます。看護の場面で考えて見ても、患者の顔色や表情を見て「いつもと違う。何か変だ」と気づき、看護師の三本の指先で脈拍を触知して性状を確かめ数を測定し、同時に皮膚の温度を感じ、乾湿の状態をキャッチしながら状態を把握するのが看護師の観察でした。

前述の検温は、まさにこのような観察の機会であり、そこで患者に対して「気分はどうか」「辛いことや痛む場所はないか」を訊ね、それらを統合していわゆる「一般状態」をアセスメントし、独自の対策を講じたり、必要に応じて医師に報告してきました。こうした直接的な観察の方法がいつしか廃れ、最近では、一次的な観察とは、聴診器と血圧計による測定のことをいい、患者の肌に触れることのないこれらの行為を、何時しか情報収集と呼ぶようになりました。そうしたなかでも、ICUやCCUで働く看護師たちのなかには、状態が不安定な患者への連続的なモニタリングの途上で、直観的な看護師のアセスメントにより、危機を防いだというケースについて語る場合も少なくありません。皮膚の色の異常や患者の顔貌の変化から、危機的な状態を察知するといい、これが差し迫った処置を必要とする情報であることを、必ずしも直ちに医師と共有できるとは限らないとも語っています。しかし、そうしたエピソードによって優越感を感じるのではなく、機械化医療のなかでの看護独自の役割にもっと目を向けるべきではないでしょうか。

道具から機械システム―技術進歩の過程

二足歩行により手を自由にした人間の祖先たちは、古くから道具を作り使ってきました。しかも石器時代でさえ、石を研磨するために別の石を使うなど、道具を作る道具を考案したのでした。作られた道具は、人間の諸能力を補い拡大させ、もっとも初期の段階でさえ、これを用いれば、手による労作の幾倍もの効率化が図れたことは容易に想像できます。そして、社会の進歩に伴って、生産向上をめざす必要から、道具は動力の伝達と制御を効率よくするために、いわゆる機械となって、この二百年の間に目覚ましく発達しました。

さらに、自動化されて機械体系（システム）となり、コンピュータの発達とともに、制御のための情報処理を可能にして今日に至っています。心電図モニターはその一つであるといってよいと思います。このように、複雑なしくみを持った心電図処理システムも、さかのぼれば人体の大脳のしくみと働きにたどり着くことができます。しかし、問題は、道具の進化や機械の発達とひきかえに、本来の人間の能力は退歩の方向に向かっているということです。

たとえば、電動式鉛筆削り器の出現で、手回しの鉛筆削り器の操作ができなくなったり、ナイフで鉛筆を削れなくなった小学生と同様に、呼吸停止状態の患者に出会って、アンビューバッグがなければ、人工呼吸もできない看護師の存在は、あの阪神大震災の直後のエピソードの一つとして語られました。

ここには二つの重要な問題が潜んでいます。一つは、機械化医療によって数多くの恩恵をもたらした側面を認めつつも、その普及により、知らず知らずのうちに、看護師として本来持っていなければならない能力を次第に失っていくという問題です。その結果、患者の皮膚を通して安楽を図り、そのことを通じて患者との間に看護的なかかわりを形成するという看護の本質的機能が、機械の介在に馴化することによって揺らぎかねないのです。

今一つは、心電計や心電図モニターにより、正しいデータが得られたとして、そのデータに至る過程での、患者の心身の苦痛や思いこそ、看護にとってのより重要な情報であることを、忘れられているのではないかということです。また、機械装置に囲まれて一命をとりとめたとしても、ただ、生命が維持されている状態のみでは、人間として生きていることにはなりません。機械に生命を預け、チューブやラインにつながれる非日常的な環境のなかでの刻々は、患者にとって不安や戸惑いの連続であることは間違いないのです。そこでの救いは看護師の暖かい手を通してのケアでなくて何でしょう。心電計を媒介にした状態の把握や機械的な延命以外に方法を持ち合わせないということは、ケアにおけるより人間的なアプローチをも忘れることに通じると言うのは考え過ぎでしょうか。

看護師とモニタリング

ある看護師は、心電図モニターの普及により、「一般病棟でも、急性期やターミナル期にナースステーションで観察できるようになった」と語る一方で、「末期患者に対してケアを行なうというよりも、監視をしているということが気になっている」と述べました。「終末期の患者が静かに逝きたいと願っても最後までモニターが装着されていることが気になる」との看護師の語りの底には、自然の安らかな死を望んでも得られない病院での終末像が浮き彫りになります。

機械化は人間の身体のかわりに機械を持ち込みましたが、自動化は制御、管理の役割の一部を人間から機械に移したのでした。そこで、看護師は、心電計、心電図モニターの介在で、自らの行為を機械化させてしまい、機械に依存する結果さえ生みました。日常化したモニタリング行為は、波形自体が個人情報であるとの感覚を鈍麻にしました。ある看護師は、部屋の外にモニターを設置して疑問すら抱かなかったある日、患者の家族に「個人の情報が他の面会者の目に触れることは、プライバシーの侵害」だと苦情を言われはっとしたと語っていました。

おわりに

進歩する医学は、客体化した身体から得られるデータを冷徹に読み取ることを不可欠にしたと思われますが、看護が同じ道を歩いてよいはずはありません。心電図や心電図モニターを装着すること自体は苦痛を伴わなくとも、その必要の契機となった要因や環境が、患者の安楽性を妨げていることは少なくないはずです。緊張や不安や恐怖にさらされている限り、免疫力は低下し続けることでしょう。

したがって看護師として異常の発見のみのモニタリングではなく、「大丈夫」の保障としての活用をすべきではないでしょうか。クリティカルな状況下でも、身体の清潔を図ったり体位変換など行なうなど、安楽を図る日々のケアの安全性を、モニターの観察によって確かめるような活用をすべきではないでしょうか。

患者もまた、モニターによって常時連続的に観察されていることが「安心」の保障になれば、身辺で進行する医療処置の受け入れをよくし、その効果も増すのではないでしょうか。「安楽への援助は平凡であまり効果がないように思える。しかし、非常に思い切った処置（手術）は、実は安楽の援助に依存している」[3]という言葉の意味をよく吟味したいと思います。

引用文献

（1）マーガレット・サンデロウスキー、和泉成子監訳：策略と願望―テクノロジーと看護のアイデンティティ、二二三頁、日本看護協会出版会、二〇〇四．
（2）井尻正二：科学論、一七頁、築地書館、一九六六．
（3）パトリシア・ベナー、井上智子監訳：ベナー 看護ケアの臨床知―行動しつつ考えること、三九二頁、医学書院、二〇〇五．

第四章　これからの看護

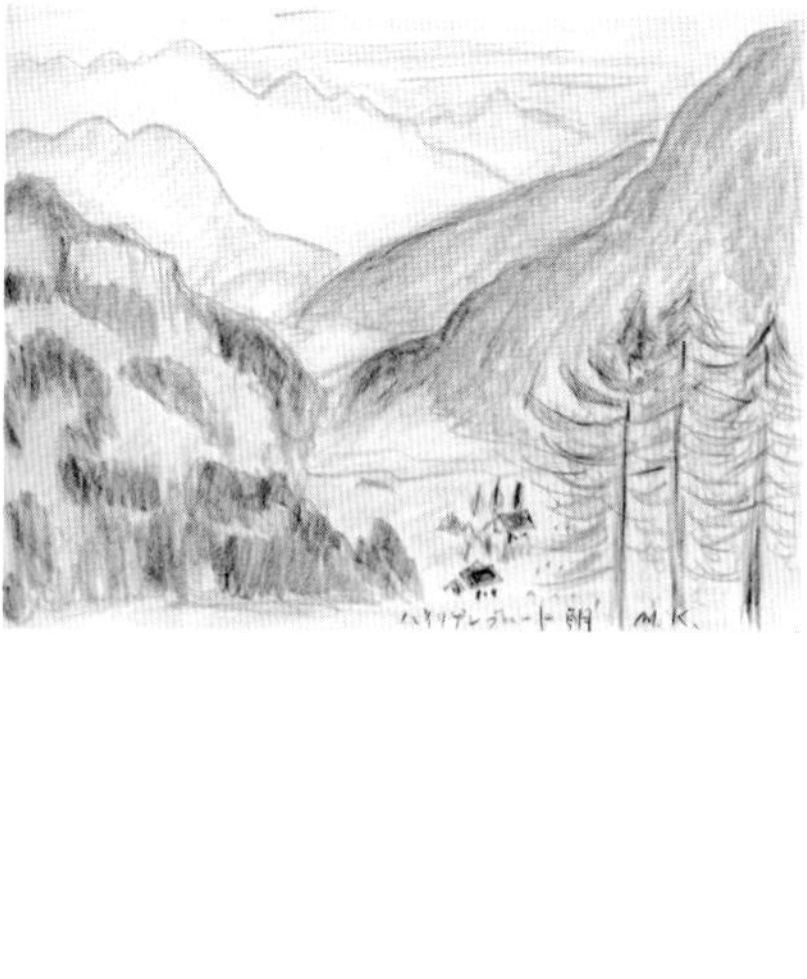

一　人間が人間をケアすることの意味と価値

――補完代替医療における看護の可能性

はじめに

病気や障害や高齢のいかんを問わず、人間が人間らしく生きていくことをめざす看護実践の根底には、古くからその人の自然治癒力を大切にする思想がありました。それゆえに、近年の高度医療技術の進歩がもたらした数々の貢献を認めつつも、一方で大切な何かが失われ、軽視されていくことを感じないわけにはいきません。その一つが、人間が人間をケアすることとの意味と価値ではないでしょうか。その意味で看護こそ、近代医学の歪みを正し、個別なその人の自然治癒力を発現させるために、現在その持てる力を発揮できるのではないかと思われます。

さらに、補完代替医療の基本理念が、患者中心と全人的アプローチ、そして自然治癒力であると聞けば、それは、一九世紀、フローレンス・ナイチンゲールの時代から看護が一貫して追い求めてきたテーマとまったく重なります。とはいえ、看護が相補代替医療の一つのわざを担うといった合意は看護界のなかにあるわけではありません。しかし、実際には、看護師が直面する患者の苦痛や不快、不能にからむ不安に対して行なうさまざまな行為は、補完代替療法そのものであるとさえいえます。

たとえば、マッサージや指圧、温熱を用いたアプローチ、あらゆる浴、音楽療法やコミュニケーションによる働きかけ等々です。しかし、それらは、必要に応じて浅く広く用いてきているに過ぎず、原理についても手技そのものについても、見よう見まねで行なっているといってよいと思います。つまり、看護師の行なっているそれは、数多い代替医療のなか、その療法の行使自体をライセンスの根拠にしている各専門職のそれとは比較にならないわざのレベルであると言えましょう。

また、現行の保助看法における二大看護業務の一つとして掲げられている診療の補助行為は、看護という職業発生以来、看護師の主要な業務として医師の行なう医療行為を支えてきました。一方、看護教育の高等化が急テンポに進むなかで、看護学の確立は差し迫った課題です。そうした背景を踏まえながらも、看護そのものが優れて補完医療的なアウトカムを生成することを、日頃の実践のなかで経験することも少なくありません。

看護独自の介入を治療に

改めて用語についての共通理解を図る必要もないと思われますが、補完代替医療CAM（Complementary & Alternative Medicine）とは、「現代西洋医学を補完し、それに代わり得る治療法の総称」であり、共通しているのは癒しのわざです。以下、補完代替医療をCAMと称します。CAMの種類は、日常的に極めて馴染み深いものから、未知のものまで実に多彩、多様です。

看護の領域でも、看護独自の介入という概念から、現在行なっている看護行為を分類しています。スナイダーによれば、レイニンガーとワトソンは、「安楽、支え、同情、共感、ストレス緩和への対処、タッチング、刺激、健康指導や相談」[1]などを上げました。また、ブルチェクとマックロスキーは、二六通りの介入を四つのカテゴリーに分類しました。「ストレス管理、ライフスタイルの変化、救急看護、コミュニケーション」[2]です。

生活行動援助のなかのCAMの要素

ナイチンゲールは、『看護覚え書』のなかに「その病気につきもので避けられないと一般に考えられている症状や苦痛などが、実はその病気の症状などでは決してなくてまったく別のことから来る症状―すなわち、新鮮な空気とか陽光、暖かさ、静かさ、清潔さ、食事の規則正しさと食事の世話のうちのどれか、または全部が欠けていることから来る症状である」(3)と、述べています。このように病人は、病気の症状よりも、病気の結果生じるさまざまな生活行動面の不自由さを援助してもらえないことがよりつらいのであるというのです。

また、二〇世紀の代表的な看護理論家ヴァージニア・ヘンダーソンは、「患者それぞれの一日が、その人が健康であった日々とできるだけ違わないように保つことこそ、すなわち、患者に〝生活の流れ〟をそのまま続けさせることが看護の目的である」(4)と述べています。「生活の流れをそのまま続ける」ということは、習慣的な身についたケアを日常的に継続することを意味しています。

川嶋は、生活行動について、「人間が人間らしく生きて行く上で欠かせない日常的な営み―呼吸、食事、排泄、眠りと休息、清潔・整容、姿勢の保持、要求や意志の表現」(5)と定義しました。看護の専門性は、これらの営みを、病気や障害や高齢によって自分で行なえなくなった場合に、その人がそれまで自分で行なってきたやり方を尊重しながら手助けすることです。

そして、人間の基本的な営みである、「生命を維持する日常的・習慣的ケア」すなわち個体レベルの生活行動の援助を、保助看法における二大看護業務の一つである療養上の世話と同義において、この面での専門性こそ、看護本来の役割であるとして、この三〇年来、生活行動の意味と援助の方法を考えてきました。日常生活行動援助そのものが、その人の回復力を促進したり、病状の改善につながることは、過去の多くの看護実践経験からも明らかです。

しかし、前述のように看護の歴史的経緯から、人々のあいだに、看護の専門性がそこにあるとの理解は少なく、どちらかと言えば診療面の補助行為が看護の主たる業務であるとする考え方は、看護の受け手のあいだにもいまだに根強くあります。生活行動援助によって治療的な効果を発現した例は枚挙にいとまがありませんが、いくつかの例を示します。

入浴で一時症状が緩和した例

全身の清拭により損なわれていた新陳代謝が回復して、バイタルサインズも良好となり、その後約二か月余りを九歳の女の子らしく病室で過ごすことができました脊髄の悪性腫瘍の少女の例は先に述べました（八六頁）。この例はわが国に古くからある「垢では死なない」「垢も身のうち」と言った考え方を覆し、温湯とタオルがあれば、延命さえ可能であることを物語っていると思います。

また、入浴が症状緩和に奏効した例もあります。

その患者は、子宮頸部癌末期の患者でした。化学療法の副作用で頭髪は抜け落ち、嘔気が強く、配膳車の気配がしても気持ちが悪くなると訴えていました。腹水による腹部膨満と下肢の浮腫が著しく、全身倦怠感もあったのですが、特に腰痛を強く訴え始めました。これは、脊髄、リンパ管へのがん転移によるものとされ、特に大腿部の浮腫が強くて体位変換も困難で腰痛は激しくなる一方でした。アレルギー体質のため鎮痛剤の種類も限られていて疼痛緩和は困難を極めました。

ある日、医師とも相談の上、入浴を試みてはどうかということになりました。つまり、温めて緩和をさせようとしたのです。一般状態が悪くリスクが予想されましたので、ストレッチャー上でシャワー浴をしようとしたのですが、患者は浴槽にはいることを強く希望しました。そこで、慎重に湯船に入れ全身を洗いました。がんのために膿様の帯下が多かったのも洗い流すことができ、患者は大変喜びました。

浴後、ベッドに戻り冷たい水をコップ一杯飲んで、たちまち入眠してしまい、心配した看護師が途中で見に行ったほどでした。こうして約三時間眠って目覚めた患者は、その日の夕食を半量摂取し、家族の持参した煮込みうどんを温めて茶碗一杯食べました。体温も脈拍も変化なく、その夜は朝まで良眠が得られたのでした。

このほかにも、末期肝臓癌で起居動作も不自由であった患者が入浴を懇望し、看護師の援助によって入浴を果たしたところ、歩行可能になって暮れから年始にかけての外泊ができた例もあります。帰院して三日目に亡くなったといいますが、短時日でも、自宅に帰って家庭生活を体験できて大変喜ばれたと言うことでした。

二例とも手の尽くしようがない苦痛を見るに見かねて、入浴という手段を考えついたものでありますが、結果的に身体的な苦痛を緩和し、食欲を引き出したり、ベッドから離れることを可能にしました。やがて死は避けられない患者さんではありましたが、死の前に一時的にでも安楽なひとときが持てたということは、患者さんはもとより家族の方たちにとっても喜びにつながるものでした。

腰背部温罨法の腸蠕動効果

一九七二年、胃全摘手術を受けた看護師国分アイのナラティブから。

「胃切除後第一日目の朝でした。一晩中、同じ姿勢で寝ていたための苦痛が先ずあって。傷の痛みは、動いても咳をしてもひどく痛むの。その上、全神経を集中して傷をかばうために、筋肉の疲労も大きく、背中が痛くて。汗でラバーシーツも濡れ、寝間着もしわができてつらかった。そんなとき、友人の看護師がさっとベッドサイドに来て、手早く体位変換をしながら、熱い蒸しタオルで背中全体に当て、その上をバスタオルで覆って、手のひらでタオルを背中に密着させるのです。思わず「ああ！　いい気持ち」と。これこそまさに看護だ！　って。その友人は、もともと口数が少ないのですが、彼女の思いが熱いタオルを介して伝わってきました。そして、退院したら私も術後の患者さんにして差し上げようと…。だってね、腸までグルグルッと動くのですから」。

私たちは、このナラティブの傍線の部分に着目して、術後の排ガス困難な患者や便秘の患者に対して実際に試してみました。全国の臨床の看護師たちにも、誌上や講演を通じて紹介しました。当初は、湯の温度をはじめ、方法なども一定したわけではありませんでしたが、確かに有意の反応があったという報告が集まりました。こうして、最初の患者体験の語りから二〇年以上を経て、腰背部の温熱刺激が腸蠕動を促すことの実証研究[6]も行なわれ、下剤や浣腸に代わる技術として職場に定着しつつあります。

現時点での経験的看護治療[7]

日常ケアそのものは、あくまでも、人間が人間らしく生きて行く上で欠かせない日常的・習慣的ケアとしての生活行動援助です。ところがその過程での効果は、対象の状態によってさまざまであり、最初から苦痛の緩和や闘病生活への姿勢を整えるために、それを行なうわけではありません。しかし、その生活行動援助そのものや、それを応用したり発展させながら行なって効を奏した例は少なくありません。その主なものは次の通りです。

＊足浴→リラクゼーション・自然の入眠を促す
＊腰背部温罨法→自然排便・排ガスを促し、便性を調整する
＊手浴→尿意を誘発する
＊前胸部の熱布浴→深呼吸を促す
＊背部マッサージ→覚醒、鎮静
＊口腔ケア→上気道感染予防
＊背面開放端座位→意識の覚醒、嚥下機能の向上、呼吸機能の拡大
＊人生の楽しい記憶、喜び体験刺激→記憶の再生・認知症改善
＊早期離床→関節拘縮、呼吸器合併症、廃用症候群、見当識障害などの予防
＊セラピューティックタッチ→エネルギーの場の相互作用
＊静かで安定した環境を作る→病気の要因となる社会・心理的要因（ストレス）の軽減により個体の治癒力の増進をはかる
＊相談・指導→自分自身で直面する健康問題に気づき、その問題解決のための方法を受け入れ、自身の意志により健康回復ならびに維持に向かう方法を継続する

これらは、臨床的に確かに効果があったというものばかりですが、その根拠を明らかにする研究は始まったばかりです。

おわりに

前述したように、日常的に行なわれています看護実践そのもののなかに、現代医学をもってしても解決できない状態を改善させる要素があります。こうした側面を浮き彫りにすることは、看護師自身の自信にもつながると同時に、がんをはじめ難病等に悩む患者さんに対して、穏やかでより人間的なアプローチによる治療への可能性を秘めていると思われます。

引用・参考文献

(1) マライア・スナイダー著、尾崎フサ子他訳：看護独自の介入、一六頁、メディカ出版、一九九六.
(2) 前掲1）に同じ.
(3) F. ナイチンゲール、湯槇ます他訳：看護覚え書、八二頁、現代社、一九八三.
(4) V. ヘンダーソン、湯槇ます他訳：看護の基本となるもの、九頁、日本看護協会出版会、一九六一.
(5) 川嶋みどり：生活行動援助の技術 改訂第3版―川嶋みどりコレクション、看護の科学新社、二〇二二.

（6）Michiko Hishinuma;ThePhysiolosical Effects of Hot Compress at the Lumbar-Region Focused on theIntestinal Movement, The JANS 2nd International Nursing, Research Conference 1995.

（7）川島みどり：看護の癒し―そのアートとサイエンス、三五頁、看護の科学社、一九九七.

二　チーム医療における看護の主体性

はじめに

「本当のチーム医療をしませんか」と誘われて健和会*に入った私。それは、医療論や看護論をともに学ぶ医師からのものであったことに加え、伝統的に古い体質をもった病院で長く働いた経験をもつ私にとって、少なからぬ魅力のある誘いでありました。それまでの職場は、上意下達の色濃い風土のなかで、医師との関係はもとより、看護職者のあいだにも卒業年次による上下関係が根強くありました。これらの関係や環境を働く者の立場から改善することが、患者サービスにも直結するということを信じて、文字通り地を這うような努力を重ねて、物言える職場に変化しつつあったその職場に別れを告げ、間もない頃の

*健和会：現在、3病院、6診療所、2歯科診療所、9訪問看護ステーション、1老人保健施設、3在宅介護支援事業、1補助器具センター、2研究所をもつ特定医療法人財団健和会。本部：東京都足立区。

ことでした。とはいえ、さきに体験した幾多の葛藤すらも、その後の看護や看護師の働く環境を考える上でまたとない財産になっていることも確かです。

当初は若い看護師たちと学ぶ会に月一回出かけるうちに、「本当のチーム医療」の底にある民主的集団医療という耳なれない言葉を聞き、これを実現するためには、チーム医療のなかでの看護水準を高めることが必須であることを痛感しました。ともすれば言葉が先行しがちなのを、何はともあれよりよい看護を実践し、実践を通じて看護の真価を問う姿勢を、事例検討を重ねながら看護師たちに強調しました。

やがて新しい病院建設を手はじめに、その時々の医療環境の変化に対応しながら、都市型の地域医療を模索しつつ発展してきた過程に身をおいて、やがて三〇年近くになります。そこで、チーム医療とは何か、そこにおける看護の専門性と、その機能のしかたについて考えてみることにしましょう。

チーム医療の生まれた背景

チーム医療という概念がいつから生まれたのか定かではありません。ただ、七〇年代の医療出版物には、既成の考え方として、この言葉が登場しています。つまり、旧来、医療は医師対患者という一対一の関係性の上になり立っていたのが、医療技術の複雑化、高度化にともなって新たに生まれた専門職種との協働という必然性が生まれ、この異なる職種の協力、協働をチーム医療と名づけたようです。(1) ただ多くの論者たちは、医師の仕事をカバーする職種の誕生といっていますが、実はそれまで、医師の診療以外のあらゆる仕事を請け負っていたのは看護師であり、看護師が一手に引き受けていた業務（事務、会計、保険請求、調理、調剤、レントゲン撮影、小検査、清掃、等々）を、新しい職種の誕生により、彼らに委譲されていった、といったほうが適切であると思います。

医療労働という観点から、これを技術過程と組織過程という二つの側面から分析し、後者の組織過程が発展し拡大したことによって、分化と専門化が生まれたという考えもあります。(2) すなわち、当初は医師の自営業であった医療が、次第にその規模の大きくなるにつれて、数々の職種の分化を生み、さらに医師は医学の進歩とともに系統別に細分化され、医療手段の発展の結果、新たな技術者が誕生して多様な専門分化がはじまり、必然的にチーム医療という言葉を生み出したということです。

専門職集団のチームとは

ひとつの分業に基づく社会的職業の発生があって、その職業が専門化して独立し、やがて個々の専門職らの協働がスタートしたのは、何もチーム医療だけではありません。協働により、個人では不可能であったことや、非効率であった事柄が、可能になったり効率的になっていくことは、いつの時代にも、どの産業にもありました。ただ、その協業が、上下関係のもとではなく、それぞれの職種の自律性を保障する形で行なえるようになったのは、ごく最近のことのようです。

つまり、上下関係の著しい時代には、異なった職種が客観的には協業していても、そのなかでの指示命令系統が厳然としてあって、個々の職業の自律性は必ずしも保障されていたとはいえません。中岡は、組織と人間のありようを、生産社会の観察からはじめましたが、知的労働の組織化について、手術における術者と看護師の関係と、術者と麻酔医の関係を観察し興味ある考察をしています(3)。専門職の自律を尊重したチーム医療とは何かを考える上で、示唆に富む分析ですので、私の見解を加えながら述べてみます。

麻酔医が生まれる前でも、手術に麻酔はつきものであり、看護師は医師の指示のもとで、決められた薬剤を注射し、あるときはエーテルを吸入させていました。その過程での権限の一切は術者である医師がもっていて、看護師は医師の指示のままに、これを遂行していました。

ところが、手術の大型化、麻酔科学の発展により専門の麻酔医が誕生します。これにより、手術そのものを遂行するという術者らのチームと、その手術の進行をスムースにするための術中の患者の管理という、二つの異なったチームの協働が手術室内ではじまりました。この術者と麻酔医との関係は、対等な協力関係で手術の安全な進行という共通の目標に向かって、それぞれの役割を果たすことになります（上記、中岡はこれを手術における二つの工程と述べています）。

では、手術室の看護師はそのとき、どこにいるのでしょうか。つまり、主流は手術そのものに直接かかわる医師グループですが、看護師は手術の環境を整え器械の準備を行ない、手術そのものの進行への直接介助（器械出し）と、麻酔医と直接介助者への手助けを行なう間接介助（外回り）に分かれて手術の進行を手助けすることになります。

昔からよく外科医は「手術室の看護師に足を向けては眠れない。なぜなら新米のころに、清潔・不潔の観念を、手を取って教えてくれたし、今では彼女らの先を見越した介助がなければ新しい術式を試みることさえできないのだから」と述懐します。ところが、こうした言葉があるにしても、この看護師らの役割を、手術室におけるチーム医療のなかでの、独立した第三の工程と位置づけるのは、看護師の主観的願望とはいえないでしょうか。なぜなら手術室内で麻酔医のような権限を与えられているとは思えないからです。そこで、「チーム医療における看護の主体性」について考えてみることにしましょう。

チーム医療を担うということ

ここでは、チーム医療とは「患者を中心に各種の医療専門職が共通の理念を基盤に、それぞれの専門性を生かしながら、共有した目標にむかって協働して医療を実践すること」とし、各専門職がその患者の必要な場面で必要な機能を発揮するプロセスであるとします。その場合、解決を迫られる問題に応じて、もっとも相応しい専門職が登場することになるのですが、明らかに専門性の区分がはっきりしている職種ばかりではありません。むしろ日常の医療活動の場合には、その場、そのときに応じて柔軟な発想のもとに、相互に協力し合わなければならないことはよくあることとでする。

「病院職員の働きを、困難度から六種類に分類したが、教育的背景の如何にかかわらず、各種機能の遂行に非常に多くの職種の重複があり、最も高度に熟練した人々が自他ともに彼らの技能レベルをはるかに下回ると考えているような働きに大量の時間を費やしていた」[4]という調査があります。つまり、チームメンバーである専門職者は、必ずしも自分の専門領域だけを行なっているわけではなく、専門性からいえば他の領域の仕事をせざるを得ない場合が多くあるということです。

患者の立場からいえば「一般的な患者の望みは、週の七日間とも、そして一日の二四時間の何時でも、簡単で迅速、かつ確実な医療の供給源に自分を知ってもらい、自分の記録をすべて保管してもらい、自分に気をつけてもらい、自分に対する継続的な責任を持ってもらい、どんなに専門的治療が必要になろうと、その込み入った過程を通って自分を導いてもらいたいと望んでいる」[5]。

つまり、患者の側から見れば、誰に行なってもらうかよりも、適時適切な方法で行なってもらいたいと願い、その全過程への責任の所在を明らかにしておいてほしいということです。したがって、誰の仕事かを問うよりも、誰が行なうことがその患者にとって、もっともよいかを問い、どのように行なえば安全でしかも、満足のいくサービスを提供し得るかがポイントになります。チーム医療とは、患者にとってのひとつのシステムアプローチなのです。

上田は、医療におけるチームワークの本質を「専門職による集団的認識」であるといい、その機能は認識にはじまり認識に終わるとして、ＣＴスキャンにたとえて次のように述べています。「各職種は、それぞれの専門により得意な面と不得意な面をもっており、いわば患者の問題を横から、しかも、それぞれ違った角度から認識することしかできない」。したがって「……異なった角度からの情報が立体的に再構成され、統合されたとしたら、人間の力の及ぶ限り真実に近い患者の『問題構造』が明らかになるだろう。このことにより、個々には誤りの多い人間でも、集団認識のチームのなかで働きそれが正しく機能してゆく限り誤りを最小限に減らしていくことが可能」[6]といいます。このことは、まさに「専門家の集団的認識」が医療におけるリスクマネジメントになり得ることにも通じるということです。

チーム医療のメリット・デメリット

チームで働く以上、行なった個々のアプローチとその結果は、チーム全体が責任を負うことになります。つまり、チーム医療とは、チームメンバー個々が、患者その人への責任とそのチームを編成している各専門職への責任を負っていることになります。ところが、このチーム全体が責任を負うという考え方は、ともすると誰も責任をとらない「集団無責任体制」になりがちであるとの指摘もあります。

チームで働くことにより、ひとりの力量の限界を、他のメンバーが補うメリットは確かにあります。その反面、あるひとりの人の問題を解決するのは自分であるという観念が希薄になって、患者の状態が好転しても悪化しても、それが自分の実践と密接に関係しているとは意識されないことがあります。そこで、自分の仕事は、常に他の同僚や職種の仕事量と質に影響しているという自覚が必要です。医療という仕事の性質そのものが、患者をめぐる協力体制を必要とし、チーム間での相互期待、相互理解のシステムを生む特徴をもっているといえましょう。

こうして、共通の目的をもった異なった職種が、共通の土壌の上でそれぞれの専門性を発揮することは、ひとりの患者の問題を異なった切り口から見るという面からは大きなメリットとなるでしょう。しかし、これはデメリットにもなり得るので注意が必要です。各職種が、自分の得意な領域からのみ見える問題を重視して、他の面に目を向けたり心を配ることを忘れがちになるからです。

また、それぞれが思いのままに行動するのでは、たとえそれが善意から出た親切であっても、好結果にはつながりません。そこで、各職種間の討議を経た意思統一が欠かせないことになります。チームカンファレンスは、共通の目標を確認し、行なった治療やケアの過程と、その結果を共有しますが、何よりも、かかわった職種が一堂に集まって意見交換することは、ひとりの患者や、ひとつの事象を、多くの側面から見るというメリットに加えて、各職種相互の理解を深めることにも通じます。率直に忌憚のない意見を対等に述べ合うことが大切です。ところが各職種合同のカンファレンスで、看護師の受け身な態度が少なからず見受けられるのは気になることです。

たとえば、手術前の医師との合同カンファレンスにしても、回復期のリハビリを話題にした場面でも、看護師独自の方針を出すよりも、他職種からの情報収集の場に終わっている場面が少なくありません。その様相は、発言するよりも他職種の発言を記録することに追われている場面からも推察できます。チーム医療における看護師としての独自の役割に対する問題意識が影響しているのではないでしょうか。

チーム医療における看護――二つの責務

看護の場合は、その本質からいって人間の全体を見ることが前提となります。何よりも、患者中心の思想は看護から生まれたことを再認識したいと思います。どのように技術上の分化や業務分担が進もうと、常に全体を通して見る目が必要であることを思えば、自ずと看護の役割が見えてきます。

この場合の全体とは、ひとりの患者の全体であるとともに、時間の流れの全体でもあります。したがって、当面の差し迫った問題解決に看護のもてる力を発揮することはもちろんですが、患者の病状だけに目を奪われるのではなく、その患者がどこに退院していくのか、受け入れはどうなっているのかについての情報収集は、あらゆる職種に先駆けて看護が行なうべきでしょう。

また、これまでチーム医療といえば、疑いなくそのリーダーは医師であるとされてきました。しかし、建前としては主治医が責任をとるといっても、患者とは点で触れている場合が圧倒的に多いと思います。これに対してよくいわれるのが「看護師は二四時間患者のそばにいる」ということです。しかし、その幻想は捨てるべきです。なぜなら、チームとしての看護は確かに二四時間いることになっていても、現実にその患者に触れる時間は、よほど重症でない限り二四時間を通して、一桁の分単位であることを認識すべきです。

その上で、患者の利益の代弁者としての存在価値を立証できる行動をとりたいと思います。大切なことは、民主的なチームは、問題に応じてリーダーの交代が可能なチームです。したがって、急性期の医療対応が過ぎた患者に対しては、ケア中心となるため看護師がリーダーになる場合もあるでしょう。また、セルフケア段階で退院目前の患者の場合には、その患者自身がリーダーとなる場合もあり、専門職メンバーは必要に応じて患者の意志決定を助ける立場に徹するべきでしょう。

チーム医療のなかで主体的な役割を発揮するためには、看護に何ができて何ができないかを、常に他のチームメンバーに情報提供すべきですし、看護実践によって起きた患者の変化を客観的に説明できなければなりません。そのためには、主体的な判断力と看護実践能力を高めるための研鑽や努力が欠かせません。

そして、ヒューズのいう「分業における看護師の立場は、本質的には、それが何であれ全くなされなければ危険が生じるであろう必要事を、責任を持って行うというそれである」[7]というのは、医療組織内での自律性や意志決定の自由のない時代の言葉ではありますが、今、まさに、チーム医療における看護職者は、複数の専門職の個々の働きを常に統合し、安全な患者ケアを保障する責務を担っているのではないでしょうか。

おわりに

チームは組織です。その組織の力量いかんが患者の安全を左右し、健康回復や病状安定にも直接影響します。個々の場面におけるどの職種の働きが目標達成に有用であったかということではなく、個々の職種の専門性の総和によって目標が達成できるのがチーム医療の特色であるといえます。チームを構成する人々は年々交代していくために、「本当のチーム医療」は、いつになっても高い目標であり続けるかも知れないと思いながら、それへの近道は、やはり看護そのものの水準を高める以外にないと思っています。

引用・参考文献

(1) 川上武:現代医療論―医療にとって技術とは、一三六頁、勁草書房、一九七二.
(2) 芝田進午:医療労働の理論、二二頁、青木書店、一九七六.
(3) 中岡哲郎:工場の哲学―組織と人間、一六七-一九七頁、平凡社、一九七一.
(4) エイダ・ジェイコックス:病院看護における役割再構成、リンダ・H.エイケン編、小林冨美栄他訳:現代アメリカ看護―その危機と挑戦、一〇五頁、日本看護協会出版会、一九八六.
(5) ビクター・R.フュックス、江見康一訳:生と死の経済学、一二一頁、日本経済新聞社、一九七七.

（6）上田敏：リハビリテーション医学の世界―科学技術としてのその本質、その展開、そしてエトス、三一〇頁、三輪書店、一九九二.
（7）前掲（4）に同じ、一〇七頁.
（8）川島みどり：看護の自立―現代医療と看護婦、勁草書房、一九七七.
（9）川島みどり：看護管理覚え書、医学書院、一九九五.

三　看護教育のなかに統合医療の思想を

看護と看護教育の歴史をふまえて

統合医療の根底の哲学は、「自然治癒力」「患者中心」「全人的医療」と理解しています。西洋医学を否定せず、伝統医学、民間療法等を統合して新しい未来の医学を構築しようとの遠大な計画を、看護師として抵抗なく受け入れられたのは、統合医療の理念とめざす方向が、現代を生きる多くの国民の健康ニーズに即しているばかりではなく、看護がこれまで掲げてきたコンセプトとまったく一致していたことにもよります。

これまで看護のイメージは、どちらかと言えば、医師の手助けをする一面が浮き彫りにされてきました。その背景には、医制公布以来の医学教育と看護教育の格差、垂直な医師・看護師関係、長年にわたって続いた戦争などの影響を無視することはできません。教育に視点を向ければ、ナイチンゲール学校ゆかりの外国人教師による看護教育草創期（一八八五〜）のごく短期間を除くと、一九四五年の太平洋戦争の敗戦までの五〇年間、看護の教科書は医師により執筆され、看護の方法を教授したのも医師であったこととも無関係ではありません。

戦後になって、占領軍主導の一連の諸改革は看護教育にも及び、専門職としての看護の方向性が打ち出されました。しかし大勢は、企業内教育であった上、一九五一年からは准看護師の養成が開始され、二重の資格構造は数々の矛盾を職場にもたらしました。とりわけ、疾病構造の変化や、急テンポで進む医療技術の高度化は、否応なしに診療面における看護業務量を増やし、後述する看護の専門性を発揮しにくい状況を生み出しました。

そうしたなか、看護教育の高等化のテンポが近年になって急速に進み、四年制の看護大学並びに看護学科は医学部の数を超え、二〇〇七年現在で、一五八大学となり、増設傾向は今なお続いています。

看護の専門性とは

保健師助産師看護師法によれば、看護師の二大業務として、療養上の世話と診療の補助を挙げています。診療の補助行為は、医師業務の代行、医師の指示による医療行為の実施、そして医師の行なう診療の直接介助などがあります。しかしむしろ、診断や治療行為の過程での、患者の恐怖や不安や苦痛を最小にするために、「説明し」「励まし」「支え」「そばにいる」といった面での看護師の役割が、診療を円滑に遂行する上で、直接的な介助以上に重要であるといえましょう。

また、療養上の世話とは、人間が人間らしく生きて行く上で欠かせない諸々の営み（個体レベルの生活行動）を、病気や障害や高齢のいかんを問わず、個別のその人の必要に応じて行なえるよう手助けをすることを言います。すなわち、「息をする」「食べる」「トイレに行く」「からだをきれいにする」「身だしなみを整える」「眠る」「コミュニケーションをとる」など、民族や文化を背景にした生活様式のもとで、物心ついた頃から学習して、習慣となって身についている諸々の営みの援助です。これを私は「生活行動の援助」(1)と位置づけてきました。

ヴァージニア・ヘンダーソンは「身のまわりの世話」と表現し、これこそ看護の独自の機能であるとしました。そして、看護師の果たすべき第一義的な責任は、「患者が日常生活の様式を守り得るように助けること、すなわち、普通であれば人の手を借りなくともできる、呼吸、食事、排泄、休息、睡眠と運動、身体の清潔、体温の保持、適切に衣類を着ける等々に関して患者を助けること」(2)である述べています。

これに先立ってナイチンゲールは、「その病気に避けられないよくあることと一般に考えられている症状あるいは苦しみは、その病気の症状などではなく、まったく別の何かによるものである—新鮮な空気の、光の、暖かさの、静かさの、あるいは清潔さの不足、あるいは、不規則な食事時間あるいは世話の不足、その何れか、あるいはそのすべての不足によるもの」(3)と述べました。

日頃は誰でも自分で行なっているこのような営みが、何らかの理由でできなくなったり、この面でのケアが不十分であると、さまざまな障害が起き、時にそれは、病気本来の症状による苦痛よりもつらい場合が少なくありません。つまり、この面でのケア自体が、苦痛緩和や心身の問題解決方法にもなり得るとさえいえます。そこで、この行為の過程で、苦痛を緩和し闘病意欲を動機づけることも確かです。すなわち、看護そのものが苦痛を癒す有効な手段でもあります。

しかし、先にも述べましたような医師と看護師の関係を始め、現行の医療技術のありようが、看護師の仕事の大半を診療面での仕事に多くを割き、看護本来の仕事の機会を減らしていることも事実です。加えて看護そのものへの診療報酬上の評価がほとんどされていないことは、こうした状況にいっそう拍車をかけています。それゆえ、看護そのものに対する看護の受け手の評価が、診療面での役割のみに目が向きがちになるのもやむを得ないといえましょう。

対象の可能性（自然治癒力）への働きかけ

しかし、現状がどうであれ、看護の本質はと問われれば、「あらゆる健康レベルの対象の人びとの可能性に働きかける」と答えましょう。その根底の思想は、統合医療をめざす上での大きな柱である人間中心、自然中心の思想とも重なるものであると思うのです。病気や障害や高齢のいかんを問わず、人間が人間らしく生きていくことをめざす看護実践の根底には、古くからその人の自然治癒力を大切にする思想があったのです。

それゆえに、近年の高度医療技術の進歩がもたらした貢献を認めつつも、一方で大切な何かが失われ、軽視されていくことを感じないわけにはいきません。その一つが、人間が人間をケアすることの意味と価値ではないでしょうか。その意味で現代医学の歪みを正し、新しいパラダイムのもとでのその人の自然治癒力を発現させる上で、看護は真価を発揮し得ると考えられます。

たとえば、高度医療技術の進歩は、口から食べなくとも生命を維持することを可能にしました。同時に、現行の社会保険診療報酬制度による診療中心の思想は、食欲のない患者への時間と労力を使った援助を斥け、食事よりも輸液、胃瘻造設という医療経済的な採算重視の傾向をいっそう強めています。しかし、看護本来のアプローチは、どのような重症末期であっても、口から食べる、美味しく楽しく食べることに価値をおきます。一粒のマスカットや一口のスープが、衰弱した無気力な患者を生き生きさせた実践例は枚挙にいとまがありません。

また、入浴に象徴される温浴は、それが部分であっても全身であっても、さまざまな効果を生むことは経験的にもよく知られています。足浴やら手浴、そして入浴により近づけた清拭などによる「症状緩和」「苦痛軽減」「入眠誘導」「腸蠕動促進」等々の、『浴』を活用したケアの効果は、副交感神経を活性化させる免疫力増強のケアです。また、古くから看護師が自分の手を用いて行なってきた皮膚を通しての温熱刺激、マッサージ、タッチなどの効果がさまざまに見られています。まだ緒についたばかりではありますが、それらのエビデンスを明らかにする研究も行なわれるようになりました。科学的検証のみではなく、経験を通しての実証も、現時点では大切にしたいと考えています。

CAMに通じる看護実践

臨床での看護実践能力を高めることを抜きに、看護の受け手の人々の幸福はあり得ません。私はかねてから、看護職者らが日々実践している事象を流さず言語化して蓄積すること、また、多くの先達の経験知を発掘することを提唱してきました。これらを仮説とする新たな実践ないしは研究を通して、看護の技術化の課題に近づくことができると考えるからです。こうして、患者の苦痛や不快や不能にからむ不安の解消・軽減を図る方法、あるいは、現代医学では治癒困難とされている状態の人々への働きかけなど、いずれも看護独自のアプローチによって一定の成果を生んでいます。そしてそのいずれもが、看護実践のなかのCAMに通じるヒントが含まれていることを示唆しています。項目を上げると次のようです。

＊腰背部の温熱刺激による腸蠕動促進
＊足浴による入眠促進
＊手浴による尿意誘発
＊背面開放座位による意識レベルの改善
＊ライフヒストリー聴取による楽しい思い出刺激—認知症の改善
＊音楽演奏下でのケアリングによる心身の活性化

これらの方法は、タッチやマッサージや温罨法や『浴』などの、可視的な技術の他、非可視的な、たとえば積極的傾聴、支持、存在、受容、回想など、古くから看護の技法としてあった方法を、その場の状況や患者の必要に応じて組み合わせ用いているのが特徴です。したがって、ある成果に及ぼす変数が極めて複雑であるために、個別の手技の効果を特化できにくくしています。しかし、一見未分化な様相を示しながらも、多様な患者の訴えに日々直面する看護師としては、過去の先人たちの残した有形無形のわざを駆使して、対象の問題解決に向かいます。行なった方法が有用であれば、それはなぜかの研究が始まります。こうして、実践を重ね、経験を通してその確かさを実証しつつ、最近では、その科学的根拠を探索する研究も行なわれ、興味ある結果が報告されています。

看護学教育のなかに統合医療の思想と方法を根づかせるために

以上述べてきましたように、看護は、人間を身体面、精神・心理面、社会面、そして霊的に統合された全体としてとらえることを常としてきました。そして、日々直面する患者の看護問題（患者にとって、看護師にとって気がかりなことのすべて）を、看護独自の方法で解決してきました。その方法は、前述のように、すでに科学的な根拠の明らかなものもあれば、先人たちの有形無形の経験から編み出された知識に依っている場合も少なくありません。

看護の場合、現在CAMを構成する多様な専門職らのように、特定の方法論を持ってアプローチするのではなく、患者の状態やその場の状況に応じて、さまざまな手段を用いています。患者の皮膚を通して触れる手技ひとつ見ても、痛みそのものを軽減することから、不安や怒りや興奮を鎮める場合もあるでしょうし、共感や慰めをめざす触れ方もあります。

ただ、その手技を行なうための特定のライセンスを持っているわけではありません。看護は、さまざまな方法を統合するジェネラルな専門職であるといってよいと思います。なかには見よう見まねの手技の域を出ないレベルもあります。しかし、「患者の良好な状態」をめざして、多様な方法を組み合わせて行なうことにより、先進医療に劣らぬ効果を発揮することもあり得ます。その一例を、私が同僚とともに、一二年余にわたって実施している「看護音楽療法」を通して見ることができます。

本法は、野田の発案による音楽運動療法を看護的に発展させた方法[4]でありますが、高齢パーキンソン病患者を主な対象にして実施してきました。当初から確立したプログラムがあったわけではなく、個々の患者の状態に合わせて行ないながら創り上げていったといえます。一人約三〇分のセッションを構成する要素は、看護独自のものからCAMまで多彩です。

本法を実践する看護師グループのメンバーはそのほとんどが臨床経験一〇年以上であり、音楽療法士の資格を持っている者もいますが、そのことをあまり意識していません。本法は、音楽演奏と看護ケアを組み合わせた独自の方法であり、一九九六年以来、在宅高齢のパーキンソン病患者のQOLを高めるために取り組み、それぞれの患者への個別プログラムの効果を評価するとともに、プログラムの精錬を図るための検討を重ねてきました。

音楽はピアノとハープですが、その演奏下で行なう看護介入の種類は、「歓迎の挨拶」

「手浴」「手指のマッサージ」「全身の筋肉ほぐし」から始まって、「トランポリン上での他動的上下動」に合わせた種々の「協調運動」や「重心移動」を経て、「タッチ」や「指圧」や「リラクセーション」「イメージェリー」、そして「整理体操」の後にさまざまなバリエーションを工夫した「歩行運動」を行ないます。オプションとして、身体の清潔支援や爪切りをはじめ種々の看護ケアを提供します。

国の特定疾患でもあるパーキンソン病の回復はのぞめませんが、日を追って進行する症状と、高齢によるレベル低下が重なっても、ここでのケアによって、自宅では体験できない心地よい興奮を体験します。ある行動に集中したり力を抜いたりしながら、できた喜びや楽しさを体感し、帰宅してからの日常生活への自信や、前向きの姿勢をめざすのです。手探りの一二年間でしたが、その人固有の症状に焦点を合わせて、楽しく行なう治療のあり方は、まさに、その人の可能性に働きかける看護独自の方法であるとともに、統合医療のめざしている「全人的」「自然治癒力の啓発」とも一致していると思われます。

そこで、開学以来、カリキュラム上に「コンプリメンタリセラピー」と「コミュニケーションセラピー」を取り入れて、二年次に各一単位ずつ授業を行なっている看護系大学（青森県立保健大学）の例は、今後、統合医療を看護教育のなかに位置づけていく上で参考になるのではないでしょうか。

いずれも、看護学概論のなかに位置づけられ、看護実践に潜む治療的要素をクローズアップします。看護師自身の身体をツールにしながら、患者の可能性を探りつつ働きかける方法を理解した学生たちは、臨地実習で早速その方法を活用し、受け持ち患者にも喜ばれていると聞きます。

おわりに

これまでの看護教育におけるカリキュラム内容からも、また、日々の看護師らの行なう看護実践を通して見ても、CAMの思想や方法は、看護との共通性が多くある上に、その原理を受け入れる基本的な土壌も確かにあると思われます。ただ、課題もないわけではありません。それは、看護教育の高等教育化の進展と併せて、従来の医学の範疇ではない、看護独自の道を模索しようとしている現在、その道と統合医療の道はどのようにつながるのかを明らかにする必要です。

引用・参考文献

（1）川嶋みどり：生活行動援助の技術 改訂第3版―川嶋みどりコレクション、看護の科学新社、二〇二二.
（2）V．ヘンダーソン：湯槇ます他訳：看護の基本となるもの、九頁、日本看護協会出版会、一九六一.
（3）F．ナイチンゲール、小玉香津子・尾田葉子訳：看護覚え書き―本当の看護とそうでない看護、九頁、日本看護協会出版会、二〇〇四.

（4）川島みどり・東郷美香子他：高齢パーキンソン病患者への看護音楽療法の効果―プログラムの精錬と看護技術の効果の再評価を通して、日本赤十字看護大学紀要、第十八号、二〇〇四．
（5）マライア・スナイダー、早川和生・尾崎フサ子訳：看護独自の介入、メディカ出版、一九九六．
（6）川島みどり：看護の癒し―そのアートとサイエンス、看護の科学社、一九九七．
（7）川嶋朗編：ナースのための補完・代替療法の理解とケア、学習研究社、二〇〇四．

第五章　あとがきにかえて

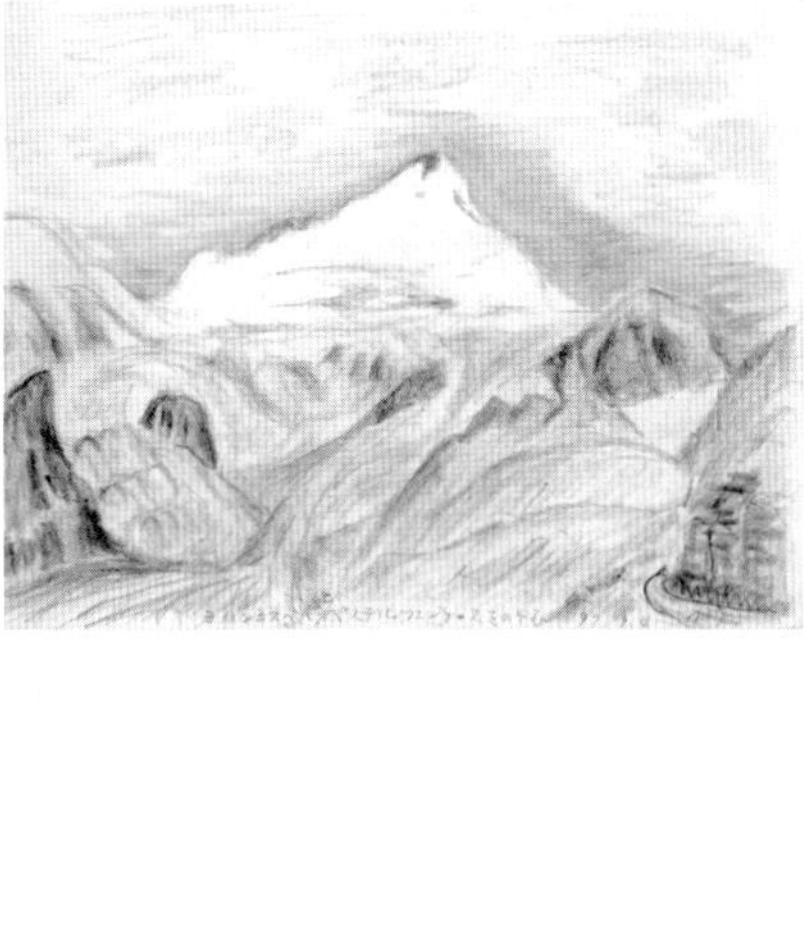

生きてきた道

看護師五六年という道のりは、過ぎて見ればあっという間のような気がして、あのことも、このことも、ついこの間のできごとのように脳裏に浮かびます。長い年月を生きて胸を張って言えることは、それがよいことであると思ったら、困難を恐れず進んでチャレンジしたことではないかと思います。でも、まだまだわからないことだらけですし、現在の看護状況をきちんと見れば見る程、取り組まなければならない課題が山積していることを痛感する日々です。

そうした私が、本書のあとがきにかえる意味で、これまで生きてきた道をふり返ってみましたが、改めて思うことは、人間としての私の成長にとって、幼い頃のさまざまな体験の一つ一つがどんなに大きくその後の生き方に影響を及ぼしていたかということでした。父の転勤や、受験や敗戦のため、小学校を五回、女学校を四回も転校したのでしたが、基本的なマナーや、問題にぶつかったときの対処の仕方などを、日常生活のなかで自然に身につけることのできた環境で育ったことに感謝しなければならないでしょう。

そして、当時の社会状況のもとでは非常識といわれるくらい大変だった、看護の仕事と育児を含む家庭生活の両立をとにかくも休まず続けてくることができたのは、共に歩んだ夫の理解に加えて、二人の子どもたちが、母の仕事に対して母以上に誇りをもって、幼い頃から協力してくれたことです。結婚の時に夫が言いました。「結婚という営みを通して、それぞれが人間的に成長していけるといいね」と。決して平坦な道ではありませんでしたが、曲がりなりにも結婚生活五〇年を支えてきた基本は、被害者意識を捨てていつでもプラス志向で向き合うということでした。手抜きしながら手を抜かないことをモットーにしながら、その日その日が真剣勝負であったと思います。

そして、看護と看護をよくするためのあらゆる知識を「知りたい」「もっと知りたい」と、そして看護師の働く環境を「よくしたい」「もっとよくしたい」という強い願いを持ち続けたことが、今日まで私を看護師としてあり続けさせてきた原動力になっている気がしています（以下の生い立ちは、私の記憶のメモですから読み流してくださって結構です）。

ちょっと詳しい自分歴

父花田正人は、島根県で養蚕業を営む花田淳吉の次男として生まれました。淳吉は、一八〇〇年代半ばに東京帝国大学の前身である開成学校に学びますが、途中病に倒れて志を断たれ、父牧太郎の強い説得により長野県で養蚕を学び島根県に戻って家業を継いだそうです。正人は中学を終えると直ぐに上京して東京白金の親戚に寄留して、早稲田大学商学部卒業後、朝鮮銀行に入職し京城（現在のソウル）本店勤務となって、一九二九（昭和四）年澄子と結婚しました。

母澄子は、釜山（韓国―プサン）で第一銀行員であった木島信治の六人の子女の長女として生まれ、釜山府立高等女学校を卒業しました。信治もまた、島根県の出身で造り酒屋の四男に生まれ、家業を継いだ長兄、京都大学の教授となった次兄、同じく医師になって地元で病院を設立した三兄とはまったく違った道を選び、節代を妻にして韓国にわたったのです。節代は島根県立濱田高等女学校の二回生で、九〇歳でその生涯を終えましたが、この祖母のもとで少女時代を過ごした私は、彼女の生き方から多くのことを学びました。

一九三一（昭和六）年、朝鮮京城三坂通り（当時）の社宅で生まれた私は、子煩悩な父と、人を疑うことを知らない童女のような、そして躾は結構厳しい母によって育てられました。

社宅の庭には父の丹精のダリアが沢山植えられ、私の顔くらいの大きな色とりどりの花を咲かせていたことを幼い頃の記憶としています。韓国人のオモニが家事を手伝ってくれていましたが、十一月頃になると母はオモニといっしょにキムチを漬けるのが年中行事で、漬けた甕の蓋を油紙で覆い、凍るのを防ぐため土中に埋めて保存しました。このキムチの味は、その後何年たっても忘れられない味で、結婚してからも暮れになると御徒町の韓国の店まで唐辛子を求めに行き、毎年欠かさず漬けています。現在市販されている物とはひと味違ってこくのある美味しさだと自負しています。

幼稚園に上がる頃、木浦（モッポ）に父が転勤し、私はそこのお寺の付属幼稚園に入りました。小学校は木浦府立山手小学校で、かなり急な坂道を下って通学しました。二年生の三学期が終わる頃、父は日中戦争で陥落後の中国徐州支店に転勤となりましたが、大激戦の後で、まだ治安が悪いため私たちは一時、釜山の母の実家の近くの釜山府立第六小学校を経て、徐州に転校しました。

徐州の小学校は、元兵舎の跡で泥壁のかなり粗末な建物でした。「私たちの教室は、天井は紙のバサバサで、壁はぼろぼろ落ちてくるお化け屋敷のお部屋です」という歌を、受け持ちのY先生が作詞、作曲して学芸会で歌ったこともあります。Y先生は、昭和初期に、鈴木三重吉の影響下で教育運動として盛んになりつつあった生活綴方運動に共鳴されていたようです。私も当時出版されていた、葛飾小学校四年の豊田正子が自分の生活を赤裸々に書いた「綴方教室」を読み、感動した記憶があります。そうしたなか、ある日垣間見た中国の女性のことを「哀れな女の人」と題して書いた作文が現地の日本語新聞に掲載されたりもしました。その頃の徐州の町は、夜になると銃弾の音が聞こえたりすることもめずらしくありませんでした。

一九四〇（昭和一五）年、父の転勤で北京西城第二小学校に転校、住まいは、北京市内の府右街の社宅でした。棗の木やライラックの木もある庭の真ん中に共同の防空壕をつくって、社宅内の家族たちが仲良く暮らしていました。翌年十二月に太平洋戦争が始まります。北京の小学校五年生は六クラスありましたが、先生たちがチームワークよく連携していたのが子どもたちにも伝わってきました。毎朝、教室の一隅にある神棚に水と米と榊を供え、みんなで拝礼をしました。毎週献立表が配られ、学年の誰もが同じおかずの入ったお弁当を持参しました。貧富の差を縮めようとの配慮であったようですが、前夜の残りものでお弁当を作るわけには行かず、親たちにとっては負担でもあったようです。江戸川乱歩の『怪人二十面相』を読んで、社宅内の子どもたちで、マンホールの蓋を片端から明けて調べたりする好奇心満々の少女時代でした。

家から徒歩一〇分足らずに、中南海公園があり、放課後は四季を通じてよく遊びました。大きな池（というより向こう岸が見えないくらい大きな湖）の周囲で、夏の朝早くには、蓮の花が音を立てて開くのを見に行ったり、糸トンボや鬼ヤンマの写生をしたり、冬は一面張った氷の上をスケートで遊びました。北海公園の白塔も、景山のそばにある中央公園のライラック林（丁香林）も、日本からの来客を案内するコースでした。木陰のそよ風を受けながら香りのよいお茶をいただきき、茶器のなかに白い花びらが浮かんだりして、今思えば風流なことでしたが、こうした光景を、当時被占領国であった中国の人たちがどんな思いで見ているかなど、当時の私には想像もつかなかったことを、今になってつくづく反省します。

五年生も終わりに近くなった頃、またまた転校の話が持ち上がります。父の転勤が受験と重なってはいけないので、母の母校釜山高女を目ざして祖父母のもとに行くことになりました。一人で両親のもとを離れるのは初めてでしたが、悲壮感もなくわが家を後にしました。

こうして、小学校が国民学校という呼び名に代わった年、私はかって在学したことのある釜山府立第六小学校の六年生になりました。担任はM先生で、遅刻は一切認められず、授業開始前一時間、終業後一時間の特別授業を先生の手刷りのプリントで学習し、毎日沢山の宿題が出されました。国語力も計算力の基礎も一般的常識も、この一年間の受験勉強で身についたといってよいと思います。宿題を終えると午前零時を過ぎるのが普通でしたが、ホトトギス同人であった祖母が真向かいに座って、俳句作りをしながら私の勉強につきあい、麦焦がしや温かな生姜湯などを作ってくださいました。

多くの弟妹とともに育った私は、「一人っ子っていいな」と羨んでいた境遇になって、父母と別れて暮らす淋しさなどほとんど感じないままに過ごしました。米も野菜も配給だけでは到底足りない食糧事情のもとで、祖母は裏の空き地百坪を手に入れ畑にしてほとんどの野菜を自給自足しました。素人ながら研究しつつ肥料をやり草を抜く祖母を手伝いながら、収穫の喜びも体験しましたが、これが引き揚げ後の生活に役立つとは、その時は思いもしませんでした。砂糖のない時代に庭の甘柿の皮を甘味に使ったりする一方、配給の食料として手に入れたおからを小袋に入れて、縁側のつや出しに使ったりすることも学びました。祖父が釣ってきた魚籠のなかの魚のはらわたを出したり、切り身にして酒粕に漬けたりすることなど、あのキムチ同様、見て覚えて生活の役に立っていると思います。一升瓶に入れて搗く玄米、石臼で挽くきな粉、古くからの女性が営んで来た知恵の数々を、私は祖母との生活のなかで学びました。小学校の卒業時には釜山府の府尹賞をいただきました。わずか一年間の在学であった上、両親と離れての生活での賞はさすがに嬉しく、祖父母もとても喜んでくれました。サイパン玉砕で叔父が戦死、私と同学年であった従弟の浩君が身重な叔母に代わって遺骨を受け取りに行ったのも確かこの年でした。

一九四四（昭和一九）年、釜山府立高等女学校に入学できたのでしたが、京大出身の担任とは相性が悪く、最後まで好きになれませんでした。戦争は次第に敗色濃くなっていたのですが、一般の国民は、ただただ勝利を確信して竹槍訓練や防火訓練にかり出されていました。女学生は、山の上に松根油を採取に行ったり、教室で軍服のボタン付け作業などをしたりの日々でした。ボタン付けは単調な作業でしたが、生物のM先生の監督の時に朗読して下さる吉野源三郎の『君たちはどう生きるか』（小国民文庫、一九三七年）に耳傾けるのが何より楽しみでした。同年代の中学生コペル君とおじさんとの語りは、暗くなる一方の世のなかの動きに不安を感じる少女たちの胸に感動と勇気を与えてくれました。

一九四五（昭和二〇）年五月、戦況はいよいよ厳しく、本土空襲や日本の陸海空軍の被害のニュースが頻繁に聞かれる頃、娘の身を案じる両親の住む北京の家に戻ることになりました。北京第二高等女学校でも学徒動員令により、上級生は陸軍病院に派遣され、私たちは工場と化した教室で兵士の着古した軍服をミシンで修理する作業に従事しましたが、その年の八月敗戦の時を迎えました。女学校二年生でした。折しも山西省に単身赴任中の父の消息不明のまま、他の家族らとともに引き揚げの準備をしていたら、「これから中国に永住する」との意を決したという父の迎えで、北京よりずっと西の太原市に向かうことになりました（山西省は、知日派の軍閥閻錫山将軍により統治されていたが、敗戦後の日本人を多く残留させる計画のもとに新銀行設立を命じられ帰国を断念した―父花田正人の手記より）。

敗戦国民の私たちは日僑と呼ばれ、その子女のために開設された中等教育施設太原復興職業学校に転校しました。しかし、中国内戦は日増しに激しくなって、残留日本人は全員帰国せよとの命が下り、一九四六（昭和二一）年、屋根のない貨物列車で天津郊外の収容所に向かい、アメリカの上陸用舟艇母艦ＬＳＴに乗船して、山口県仙崎港に上陸して、故国の土を一家揃って踏むことができました。

父の故郷は島根県江津市でした。敗戦により勤めていた銀行はなくなり、祖父が地主として所有していた土地は戦後の農地改革により失っていました。そこで、自作農分だけの田畑を返してもらって、父と母はまったくの初心者としての農業を始めます。一方、私と妹は、島根県立濱田高等女学校へ転校、濱田の叔母宅に下宿して通学を始めました。学制改革で、旧制の高等女学校は私たちの学年が最後であったため、卒業後はそのまま新制高校の二年生になるか、卒業して進学するかの選択肢があり、かねてから女医になりたいと願っていた私は後者を選んだのですが、わが家の経済事情は、進学を口には出せるような状況ではありませんでした。慣れない農業では現金収入はほとんどなく、幼い弟妹たちは、畑で採れたイチゴを登校途上で市場に売りに行って文具を購入するといった状況でしたから。父は密かに女子医専の規則書を取り寄せていたとは後日聞いた話です。

そのような時、濱田高女に新任の保健教師が赴任され、これまでとはまったく違った斬新な授業内容に驚かされました。聞けば聖路加女子専門学校の卒業であるといい、この女専に入ることができれば月謝もほとんど要らないという耳よりな話をしてくださったのです。そこで同じ境遇の引き揚げ転校生の親友と二人で聖路加受験を決めたのでしたが、当時日赤病院の内科医長であった叔父から、聖路加は目下占領軍に接収され日赤の校舎で合同教育をしていると、日赤の規則書と願書を送ってくれました。両校の規則書の文言はほとんど同じで、「基督教精神」と「赤十字精神」に基づく教育方針という表現のみが違っていました。とにかく進学して勉強を続けたいという思いと、二人で合格を果たしたいという願いから、私は、日本赤十字女子専門学校を選び、彼女は聖路加女子専門学校を選んで二人とも合格したのでした。

看護のパイオニアとしての自覚と日赤女専時代の教育

当時両校は、それぞれの主体性を維持しながら、「東京看護教育模範学院」というモデルスクールを創って、日本赤十字社中央病院と同じ敷地内にある日赤女専の校舎内で合同教育をしていました。これは、当時の占領軍の看護制度改革の一環として位置づけられていました。明治からの伝統と戦時下の軍事的気風の強く残っている日赤と、キリスト教的な規律が厳しい聖路加のそれぞれの学生が、教室も寮も共通にして学び、よい意味で競いあって学習に実習に励んだのです。

半年の予科期間を終えると、毎朝七時からの実習（といっても当時はdutyと呼ばれていた）があり、授業と実習を挟みながら一日八時間、二年生の二学期からは夜勤実習も始まりました。夜勤実習は、学生でも一週間ぶっ通しで、しかも大きな単位の病棟を除いては一人夜勤でした。よく事故が起きなかったものと思いますが、看護実践力や判断力はもとより、規律とか責任感はこの三年間の間にしっかり身についたといえます。

一方で、当時の学生は、「将来の日本の看護を担うパイオニア」ということをしっかり植え込まれ、かなり背伸びをしながらも、誇り高く学んだという思いが強く残っています。こうして、三年間の学びを終えて、迷うことなく実習病院であった日本赤十字社中央病院に就職を決めたのは、病院の給費生であったことにもよりますが、何よりも、三年生の後半で一六週間実習した小児病棟での印象が強かったためもあります。

当時臨床指導者という職務は存在しませんでしたが、アメリカ看護を学ぶために留学した高橋シュン先生が、帰国後間もなく小児病棟に入って実習指導を始めました。ここでのチャレンジングな実習が、私に看護の魅力をたっぷり体験させ、迷わず小児病棟への勤務を希望することになったのです。

あれから五〇数年、私は看護一筋に生きてきましたが、あの新人として勤務した小児病棟でのあらゆる体験が、現在なお、私のなかに生き続けていることを強く実感しています。母子分離体制で付き添いのまったく付かない小児病棟での、多様で多彩な病名や病態の病児たちに向き合い、一瞬の気も許すことなく非常に張りつめた雰囲気のなかでの勤務でした。どのような小さなミスでも決して見逃さず厳重なチェックシステムがあり、その時の厳しさをくぐり抜けたことは、その後の看護に大変役立っています。

小児病棟に約半年勤務したところで、母校の日赤女専の教務勤務を命じられました。ここでは、最年少の教員として、女専時代の恩師たちとともに働きました。基礎看護学及び基礎技術実習の他、個人衛生の授業を担当し、衛生室の責任者でもありました。授業の準備と実施だけでも大変でしたが、衛生室勤務は昼夜の別なく激務でした。全寮制でしかも二つの学校の学生たちがいましたし、何よりも栄養状態が悪く、冷暖房設備のない居住環境と前述のような実習の日々でしたから、病人の発生率も高く八ベッドの休養室はいつも満床で、受診の世話をはじめ、入室者のバイタルサインチェック、配膳、与薬、そして自室休養者への食事配膳等、たった一人でよく働いたと思います。そのほかに、あの時代は、全学生に対して毎月の検尿・便、血沈検査、ツベルクリン反応等が課せられ、それらをたった一人で行なったのでした。

一九五四年（昭和二九）年に、接収が解かれて聖路加女専の教師も学生も築地の校舎に戻ったためモデルスクールは自然解消しました。私は短期大学に移行するための実習室の整備や物品の調達など先輩教師らとともに行ないました。短期大学は無事スタートしましたが、やはり臨床看護の魅力は捨て難く、移行後半年で日赤中央病院に復帰し、新しい小児病棟開設準備のために婦長の片腕となって働きました。ベッドも倍増し個室も増え、初めて日赤の卒業生以外のスタッフが採用されたのもこの時です。増床に伴い新入院患者が多く大きな手術も増えて、準夜勤が深夜まで働くこともめずらしくなく無我夢中の日々でした。

やがて、誰からともなく「看護婦も人間である以上、結婚もするし子どもも産む、でも、全寮制ではそれは不可能」というつぶやきが出始め、それが次第に大きくなって寮を出る看護師も現れてきました。一九五五（昭和三〇）年頃のことです。私も、信濃町に間借りをして通勤を始めましたが、寮を出てみて初めて、看護婦の待遇が人並みに生活できる水準にないことに気づかされます。月に二週間以上の夜勤をしても、四畳半一間の生活では部屋代だけで手取りの給料の半分以上がなくなる現実に驚いたものです。その頃の私は、他の同僚たちと同じく聖職意識が強い反面、権利意識もまったくありませんでしたが、次第に、自分たちのおかれている矛盾に気づくようになりました。

一九五七年（昭和三二）年、通産省の地質調査所の研究者であった夫威と結婚しました。三交替、断続的変則勤務、一週間ぶっ通し夜勤、休日出勤等、仕事と家庭や育児を両立させるためには、いろいろ知恵を出し合う必要がありました。住宅ローンを抱えながらも、二人で働いているメリットを生かして、家事労働をできるだけ簡素化するために、なるべく電化製品を購入したのもそのためでした。夜勤中に幾度もおなかが張ってくる不安を体験しながら、産休をとる前日まで準夜勤を行ない、長男進は予定日よりも一月早く低体重児で生まれました。

産休明けに配置転換を告げられた場所は外来耳鼻咽喉科でした。診療中心の病院外来での看護師の仕事は、診療と連日午後から行なわれる手術に必要な器械器具の準備と後片付けに追われて、患者さんとの接点はほとんどなきに等しい状況でした。そこには、旧態依然の医師・看護師関係が根強くありました。好んで行った勤務場所ではありませんでしたが、外来耳鼻咽喉科での体験は、人間を総合的に見ることの大切さと、局所症状と生活との関連を深く印象づけました。プライマリヘルスケアとしての外来看護、総合看護としての外来の位置づけを明確にすべく、後に、一九七一年には、『外来看護』『耳鼻咽喉疾患の看護』を続けて出版しました。その底流には、当時出版されたナイチンゲールやヘンダーソンの考え方の影響が強くあったと思いますが、何よりも東京看護学セミナーの会員たちと継続して学習した技術論の影響がもっとも強いと思います。

国立高田病院での妊娠制限や妊娠割り当てなどが社会問題化したのも、その頃のことです。それまで犠牲的献身を美徳としていた日赤看護婦たちの間にも権利意識が芽生え始めます。通勤や結婚・出産により、看護婦の働く条件の劣悪さに目覚めた看護婦等が組合に入ったのも自然の成り行きであったといえます。組合員になって間もなく、わが国医療史に特記される病院ストが起こり、生まれて初めてのストライキ決行に参加しました（一九五九〜一九六〇年）。労働条件と低賃金を改善するというスローガンもさることながら、基礎教育で学んだことを活かせる職場環境にしたいとの純粋な願いからでした。しかし、闘い方の未熟さもあって次第に泥沼化し、遂に官憲の介入があって組織は分断されます。一応争議の収拾を見た後にも、職場内には感情的なしこりが残り、労働組合員やストライキに参加した者への差別が公然と行なわれ、患者やスタッフに信頼の厚い経験ある看護婦でも、組合員であるというだけで昇任は無視されました。

　しかし、今では当然となっている通勤や結婚の自由は、あの時の辛く厳しい闘いの成果であったことは確かです。看護が専門職として発展していくためには、結婚しても子どもを産んでも継続して働ける条件が必要として、全職員に対してアンケート調査を行なったのは、一九五五年頃でした。必要性を認める多くの職員の希望を受けて、院内保育所設立の運動を展開し、最初は焼け跡のバラックからのスタートでしたが、「杉の子保育室」を設置し、私はその運営の中心となって活動しました（ちなみに、全国でも初めてのこの院内保育室の存在は、中央病院が看護婦募集に当たっての宣伝にもなり、一九七〇年代はじめに病院に移管され、医療センター設立を契機に渋谷区に移管して、現在の「上宮保育園」となっています）。一九六一年には第二子均を出産し、均はこの杉の子保育室には毎日、看護師の母である私と共に通いました。

自主的学習集団――東京看護学セミナー

争議は一応収拾したものの、相変わらず厳しい労働条件に加えて、医学・医療技術の進歩により複雑化する治療処置は、看護本来の仕事にしわ寄せをもたらし、自信や誇りを失って退職する看護師は後を絶たず、その数は新採用者を上回るといった状況が全国各地の医療機関共通の問題となっていました。良心的な看護をしようと思えば思うほど、苦しまなければならない現実を見るにつけ、「よい看護をしたい」との看護師の心からの願いを実現する方向を目ざすことこそ、分断した職場をひとつにまとめることができると率直に思いました。そして、学びたい意思があっても学ぶことのできない看護師が多く存在するのではないかと考え、「自分の力で学習の機会を創ろう」と、都内の看護学校の教員をしていた同級生たちと結成したのが、「東京看護学セミナー」です。その時の呼びかけのチラシによると、

「参加者の自発的、自由な話し合いを中心にして、看護とは何か、看護学成立の中心課題は何かを、具体的経験の中から探り出し創り出すこと」そして「参加者全員が主催者であり責任者であるような会として運営したい」とあります。こうして、一九六五（昭和四〇）年の秋、百名以上の参加者を得て、東京看護学セミナーの第一回公開セミナーが開催

され、最終日に、この熱気ある集まりを解散せず永続的な学習集団にしていくことを圧倒的多数の賛成のもとに決めて、学びたい人が学びたいことを積極的に学ぶ組織が誕生しました。以来世話人代表として今日に至っています。

自分だけの向学心を満たすのではなく、その時々の会員の関心に応じた学習をし、背景の異なる職場環境のもとでの看護に共通の問題点を探るセミナーでの学習過程は、今思ってもどんなに貴重であったことでしょう。毎月一回の定例会と年一回の公開講座を通して学んだことの大きさは計り知れないものがあります。セミナーの討議は、いつでも現実を注視し、実践を何よりも大切にする思想と観点を貫く努力をしてきました。抽象的な概念に振り回されたり、不毛の論議に走ることのないよう戒めながら、事例を大切にし、個人の経験の積み重ねのなかから法則性を引き出して言語化する訓練を地道に行なってきました。討論の中心は、医師に対する主体性のなさをどう克服するか、早期離床の問題、観察と記録、看護婦の勤務体制、特権と人権と安全性等々でしたが、その時の学習がその後のあらゆる場面で活かされました。

結成当初から、成果物は必ず公開することを定めてきましたので、適時学会発表し、あるいは著作を刊行してきました。そして、まだ高等教育が定着しない時代から、このセミナーでの学習を、「教室のない大学」と位置づけて、臨床看護師らの実践を評価しながら歩き、大学の教授や病院の看護部長として活躍した会員、また現在なお、活躍中の元会員もいます。さらに現在、本セミナーの有志らは、過去三〇年にわたって継続してきた事例検討を、わが国固有の看護文化のなかでのよい慣習と位置づけるとともに、新たな賛同者を得て戦後六〇年近くにわたって営々と積み上げてきた看護実践事例を各年次毎に分析して集積する作業と研究をこの三年間続けて来ました。本年四月、文部科研費によるこの研究の成果が「日本看護実践事例集積センター」としてホームページ（http://www.kangojirei.jp/）に公開されました。

こうして、病院の看護師として、また共同学習集団の世話人として、ある時は、労組役員として、その時々に看護の抱える問題や困難と主体的に向き合い、現場の一看護婦としては、職場の環境改善に努力を重ねて来ましたが、東京看護学セミナーの活動が活発化するに及んで、その調整役が必要となったことに加えて、二〇年間の現場体験を整理し私なりに看護の理論化にアプローチしてみたいとの思いにかられて、ひとまず職場を離れる決意をしました。戦時下に基礎教育を受けたためのハンディを何とか回復させたいという願いも強く、系統的な学習を改めて行ないたいとの希望もありましたが、退職した途端に現任教育の要請や、執筆、講演依頼があって、結局自学を続けながら在野での研究を始めることになりました。一九七一年のことです。

小さな研究所の大きな夢を実現

以来、卒後教育プログラム（教員養成講座臨床指導者研修等）の講師や、病院での現任教育（中野総合病院、神奈川県立厚木病院、柳原病院等）を行ないながら、都道府県の看護協会をはじめ、看護学校や研究会等での講演、看護専門誌等への執筆などの生活が始まりました。

そうしたなかで、柳原病院での看護講座に通ううちに、健和会の教育を担当することになり、新病院建設と併せて新看護職員の教育プログラムの展開を行なうことになりました。そこで考えたことは、これまでの私の経験と蓄積から、これを一病院のものにとどめず、全国に開かれた卒後研修に発展させようと看護学研究所構想が生まれました。

看護職者らの向学心は他職種に比べても極めて旺盛であり、一方マーケットリサーチでも、研修システムの整備は、看護職者が求める職場の条件であったことから、当院を、全国のマグネットホスピタルにすべく理事会に提案し、わが国で最初の民間の臨床看護学研究所が、埼玉県三郷市のみさと健和病院の一隅に開設されました。一九八四年のことです。

研究所創設の主旨は「公開の卒後研修システムを持ちながら、現場の実践に根ざした研究を行なう独立した看護学研究所であり、その成果は、看護の技術化、ならびに看護理論の構築への足がかりにもなるだろう。将来は看護政策への提言もしていきたい」とあります。でも、当時の条件から考えると、いずれも夢のレベルでほとんど実現不可能とさえ思われましたが、実際に開いて見ると、沖縄、北海道を除く全国各地から研修応募者があり、新幹線通学はもとより、九州、四国から航空機で通所したり、山陰や北陸から夜行バスで通う人もいて、私たちを驚かせました。臨床実務と並行してのかなりハードな研修プログラムを修了した研修生らは、全国各地で活動をし、あるいは大学院に進学して学んでいます。この小さな研究所での二〇年の歩みは『看護実践経験知から創造へ—健和会臨床看護学研究所二〇年の歩み』（川島みどり編・二〇〇三）にまとめました。これまでに、研修修了生は二五〇名を超え、各地で小さな研究所からの発信は各地で注目されるようになりました。

中でも、『実践的看護マニュアル』シリーズの刊行は、わが国の看護技術学の先鞭をつけた著作物としても評価されると思います。看護実践途上で遭遇するであろうさまざまな場面や状況を、看護師はもとより、臨床の強力なパートナーである医師も巻き込んで幾度も討論を重ね、文献による裏づけと実際の経験知を統合させながら言語化を図りました。こうして類書にはないオリジナリティが、多くの看護師らの共感を呼び、息長い刊行を続けているのだと思います。

そして今…

在野での研究を続けながら、臨床でも在宅でも、人々に信頼されるケアを提供することを目ざして、著作や講演を行なってきた私に、思いがけず母校からのコールがあったのは、二〇〇三（平成一五）年初頭のことでした。すでに社会的なリタイアの年を越えていましたので、躊躇する思いも強くありましたが、長年卒後教育に携わりながら、新卒業生を受け入れる側にいて、年ごとに臨床実践力の低下する様子をみるにつけ、基礎教育にその一因があるのではないかとの思いも強くありました。特任教授ゆえ研究所との兼務も認めるとの条件を提示され、お断りする理由もなく、残された時間を母校のために少しでも役立てることができればと、満開の桜をくぐって、まるで一年生のように胸弾ませて、母校で教鞭をとることを決意したのでした。

二〇〇六年、学部長に推挙されたことを夫に告げた日、「益々忙しくなるね。俺も当分死ねないな」と笑ってサポートを暗に表明したその人は、その直後舌癌と診断され、一年弱の療養で幽明境を異にしてしまいました。私の仕事を深く理解し、看護の外にいて看護を愛してくれていた夫でしたから、私が仕事のために遅くなったり留守をすることに対して苦情を言ったことは一度もありませんでした。そのことは病気になってからも同様で、ぎりぎりまでセルフケアの努力を怠らず、前向きな闘病を続けました。今回の第四一回ナイチンゲール記章の受章を知ったらどんなに喜んだことでしょう。そして、一九七九（昭和五四）年、満二〇歳の若い命を落とした長男進の「ママ！　よかったね」という声が聞こえます。

私が後を振り向かないで看護の仕事を続けてこられたのも、夫の協力はもとより、二人の息子たちの成長を抜きには語ることができません。そして、子に先立たれたつらい苦しい母を見ながらいつも優しく、この春の夫の最期の時にも私のそばを離れず私を支えてくれた次男均の存在があったからこそ、悲しみを乗り越えることができました。本当にありがとう。

看護師としての教師としての五六年間、妻としての五〇年を駆け足で振り返ってきました。あまりにも個人的なことを中心に書いてきてましたが、この場を借りて多くのお世話になったみなさまや、いつも暖かくつき合ってくださっているみなさまに、心から感謝いたします。

二〇〇七年　盛夏

川嶋みどり

初出一覧

第一章

一　心に残った場面・人・実践を語る意味（日本看護技術学会誌、三巻一号、二〇〇四年）

二　患者とともに創る看護ナラティブ―経験を流さず注意深く洞察する（看護実践の科学、二九巻四号、二〇〇四年）

三　ナラティブを介護に生かそう（介護福祉士、第一号、二〇〇三年）

第二章

一　看護の真価を進化させる道（高知大学看護学会誌、六巻一号、二〇一二年）

二　ナイチンゲールの看護観を臨床に活かす（綜合看護、三八巻三号、二〇〇三年）

三　豊かな食事を看護で―食べる環境を整えよう（精神科看護、二九巻一一号、二〇〇二年）

四　ポピュラーな看護技術を再考する―私の考える清潔ケア（医学書院第一二四回看護学セミナー＋看護技術、四七巻一号、二〇〇一年）

第三章

一　危険信号が点滅するなかでの思い（看護実践の科学、三一巻五号、二〇〇六年）

二　あらためて看護における安楽性を―今のこのままの病院看護を憂う立場から（看護実践の科学、三九巻一号、二〇一四年）

三　優れた実践活動を可能にする条件とは（看護実践の科学、二九巻一号、二〇〇四年）

四　看護が〝変質〟する前に考えておくべきこと―看護技術と心電図との相関（看護実践の科学、三〇巻七号、二〇〇五年）

第四章

二　チーム医療における看護の主体性（看護実践の科学、二七巻一三号、二〇〇二年）

三　看護教育のなかに統合医療の思想を（統合医療―基礎と臨床、二〇〇五年）

〈著者プロフィル〉
川嶋みどり　Kawashima, Midori

1931年，京城（現・ソウル）にて生まれる。

1951年，日本赤十字女子専門学校卒業。日本赤十字社中央病院小児病棟勤務，日本赤十字女子専門学校専任教員，日本赤十字女子短期大学助手，日本赤十字社中央病院耳鼻科外来係長を経て，1971年退職。現在，健和会臨床看護学研究所所長，一般社団法人日本て・あーて、ＴＥ・ＡＲＴＥ、推進協会代表理事，日本赤十字看護大学名誉教授

東京看護学セミナー結成（1965年）より現在まで世話人代表。

1971年，毎日新聞社第１回「日本賞」（共同研究）受賞。
1995年，第４回若月賞受賞。
2007年，第41回ナイチンゲール記章受章。
2015年，第１回山上の光賞受賞。

主な著書
著書：「ともに考える看護論」（1973年，医学書院），「キラリ看護」（1993年，医学書院），岩波新書「看護の力」（2012），「いのちをつなぐ―移りし刻を生きた人とともに」（2018，看護の科学社），最新刊「川嶋みどり看護の羅針盤366の言葉」（2020年，ライフサポート社），「看護詞花集 あなたの看護は何色ですか」（2021，看護の科学新社）『長生きは小さな習慣のつみ重ね』（2023，幻冬舎）など，130冊を超える。

＊本書は川島みどり『看護を語ることの意味―“ナラティブ”に生きて』（看護の科学社，2007）をもとに関連論考を追加した増補版です。本文中の経年表記・肩書きなどは初版刊行時のものです。

川嶋《かわしま》みどりコレクション
増補版《ぞうほばん》　看護《かんご》を語《かた》ることの意味《いみ》　“ナラティブ”に生《い》きて

2024年12月30日　第1版　第1刷 ©

著　者　川嶋みどり
発行者　濱崎浩一
発行所　看護の科学新社
〒161-0034　東京都新宿区上落合2-17-4
電話 03-6908-9005
サイト https://kangonokagaku.co.jp
印刷・製本 / スキルプリネット

落丁・乱丁などの不良品はお取替えいたします。　ISBN978-4-910759-33-3